オールカラー

みんなの呼吸器 Respica
2021年夏季増刊

選び方 & フィッティング & スキンケア
まで全部サポート

NPPVマスク
まるわかりガイド
2021 完全保存版

監修・執筆
神戸市立医療センター中央市民病院 臨床工学技術部 呼吸治療専門臨床工学技士

石橋一馬

マスクフィッティング
スペシャルテクニック
Web動画つき

スキンケア物品
28製品

マスク6タイプ
50製品

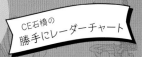
CE石橋の
勝手にレーダーチャート

JN073701

メディカ出版

はじめに

　NPPV が一般的になり 20 年近く経ち、今や NPPV は呼吸療法を行う上でなくてはならない存在となりました。その中で NPPV は装置の進化だけではなく NPPV マスクも大きく進化を続けています。むしろ本体の進化よりもかなり早いスピードでトレンドも変わりつつあります。

　では NPPV マスクが NPPV 療法に占める重要性はどの程度でしょうか？ 1 〜 2 割くらい？ やっぱりモードの方が大事でしょうか？ 私は NPPV 療法における NPPV マスクの重要性は 8 〜 9 割だと思っています。

　NPPV の最初期でガイドラインどころか本すらほとんど販売されていない時期に私は NPPV を使い始めましたが、とにかく空気は漏れてアンダーセンスにファイティングなんて当たり前、マスクから漏れる空気の音が常にブーブー鳴っていました。導入の成功率も低く、患者さんも苦しいばっかりで正直まったくうまくいきませんでした。でも NPPV マスクを厳選し、フィッティングに工夫に工夫を重ね、技術を磨くことで徐々にうまく装着できるようになると、導入成功率は一気に急上昇しました。結論から述べると、どんなにすばらしい NPPV 機器を持ってきて最適なモードを最適な設定で装着したとしても、マスクフィッティングがうまく行かなければ正しく動作しないので患者の苦痛は増すばかりだったということでした。

　NPPV マスクは日進月歩で進化しています。素材から形状、ヘッドギアまで新しい工夫がたくさん施されています。私見だらけの本書ですが、きっとマスクを選ぶときの一助となると思います。

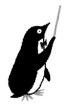

神戸市立医療センター中央市民病院
臨床工学技術部 呼吸治療専門臨床工学技士
石橋一馬

CE石橋の勝手にレーダーチャート　評価のポイント

※点数が高いほどその項目において優れていることを示します。

快適性

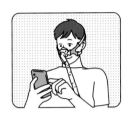

「装着時の視野の広さ」「マスクの軽さ」「活動時・安静時にかかるマスクの負担」「エルボーやスイベルの可動性」など、マスク装着時における日常動作への負担軽減度を評価しています。マスクを装着してテレビや本を見る、排泄を行うなど日常動作を行う上での負担軽減になるため、ADLの高い方ほど快適性の高いマスクを選びましょう。

機能性

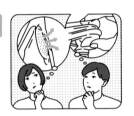

「マスクが変形して圧力を分散する」「ヘッドギアがずれにくい縫製になっている」「呼気排出口に静音加工がされている」など、機能面の充実度を評価しています。もちろん便利な機能は多いほどメリットは増えますが、便利機能が満載だけど構造が複雑で組み立てが難しい……ということもあるので注意しましょう。

経済性

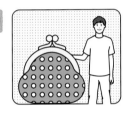

マスクの値段を評価しています。特に院内でNPPVを使用する場合は病院でマスクを購入する必要があるため、使いやすさと値段のバランスを評価しましょう。ちなみに在宅でNPPVを使用する場合、機器本体のレンタル料金にマスクや回路の費用も含まれているため、経済性について考慮する必要はありません。ただし、メーカーが取り扱っていないマスクを使う場合は自費での購入になります。

装着しやすさ

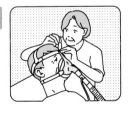

「ストラップがマグネット式で正しい位置に吸い付く」「鏡がなくても一人で簡単に装着できる」「少ないスタッフで装着できる」など、いかに簡単にマスクを装着できるかを評価しています。使用者や家族の手先が不自由な場合は装着難易度が高くないマスクを選びましょう。

組み立てやすさ

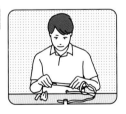

「分離パーツの数が少なくてシンプル」「組み立て・分解に力が不要」「使用中は外れないが、お手入れのときは簡単に分解できる」など、洗浄やメンテナンス面における性能を評価しています。特に在宅で長期導入となる場合は、使用する本人や家族が日常的に組み立て・分解を行う必要があり、組み立てに不備があると事故にもつながるため非常に重要です。

みんなの呼吸器
Respica
2021年夏季増刊

選び方 & フィッティング & スキンケア
まで全部サポート

NPPVマスク まるわかりガイド
2021完全保存版

マスク6タイプ
50製品

スキンケア物品
28製品

CONTENTS

CHAPTER.1
NPPV マスクのキホン

CHAPTER.2
フルフェイスマスク

CHAPTER.3
トータルフェイスマスク

CHAPTER.4
ヘルメット型マスク

CHAPTER.5
ネーザルマスク

CHAPTER.6
ピローマスク

CHAPTER.7
マウスピース

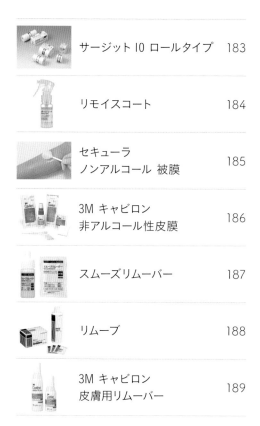

協力企業一覧 (50音順)

アイ・エム・アイ株式会社
株式会社iDevice
アルケア株式会社
イワキ株式会社
Intersurgical Ltd.
コンバテックジャパン株式会社
スミス・アンド・ネフュー株式会社
スリーエム ジャパン株式会社
チェスト株式会社
帝人在宅医療株式会社
ドレーゲルジャパン株式会社
ニプロ株式会社
日本光電工業株式会社
日本メディカルネクスト株式会社
バイエア メディカル
フィッシャー＆パイケル ヘルスケア株式会社
株式会社フィリップス・ジャパン
フクダ電子株式会社／
フクダライフテック株式会社
株式会社MAGnet
メンリッケヘルスケア株式会社
レスメド株式会社

表紙・デザイン　創基　市川 竜
イラスト　松山朋未／ニガキ恵子

勝手にちょっとコラム

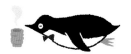

NPPVマスクのキホン

1 NPPVマスクのタイプと各パーツの特徴

NPPVマスクのカテゴリーと主な使用用途

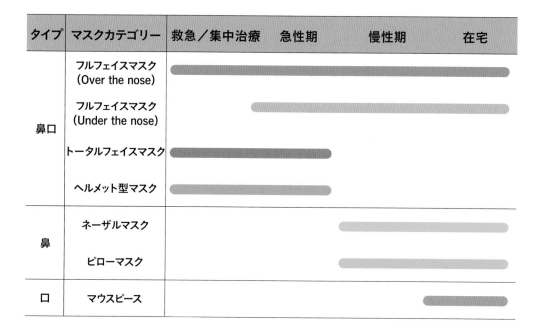

タイプ	マスクカテゴリー	救急／集中治療	急性期	慢性期	在宅
鼻口	フルフェイスマスク (Over the nose)	●●●●●●●●●●●●●●●●●●●●●●●●●●●●			
	フルフェイスマスク (Under the nose)		●●●●●●●●●●●●●●●●●●●●●		
	トータルフェイスマスク	●●●●●●●●●●●●●●			
	ヘルメット型マスク	●●●●●●●●●●●●●●			
鼻	ネーザルマスク			●●●●●●●●●●●●●●	
	ピローマスク			●●●●●●●●●●●●●●	
口	マウスピース				●●●●●●●

◉ NPPVマスクの選択方法

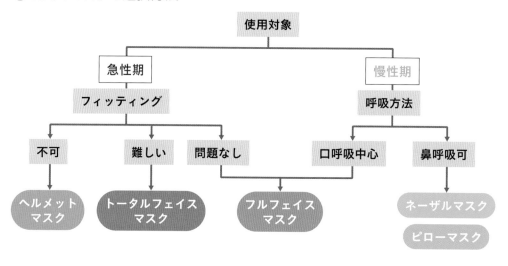

CHAPTER.1

CHAPTER.2

CHAPTER.3

CHAPTER.4

CHAPTER.5

CHAPTER.6

CHAPTER.7

CHAPTER.8

CHAPTER.9

NPPVマスクの構成

　NPPV マスクはさまざまなパーツを組み合わせて構成されています。名称はメーカーによって異なりますが、基本的な構造や目的は変わりません。

● NPPVマスクの一般的な名称（メーカーによって異なる場合があります）

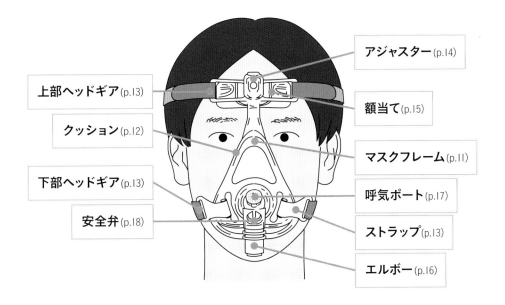

上部ヘッドギア(p.13)

クッション(p.12)

下部ヘッドギア(p.13)

安全弁(p.18)

アジャスター(p.14)

額当て(p.15)

マスクフレーム(p.11)

呼気ポート(p.17)

ストラップ(p.13)

エルボー(p.16)

マスクフレーム

　マスクの各パーツを支えるためのパーツです。ほとんどの場合、プラスチックなどでできています。以前はクッションと一体型のものが多かったですが、現在はフレームとクッションと分離することで洗浄を行いやすくしたり、クッションのサイズやタイプを変更することが可能なものが増えてきました。

クッションの素材

　マスクと顔が接触するパーツです。皮膚に直接接触するため、柔らかい素材でできています。マスク内部の圧力が上昇することで膨らみ、皮膚とマスクの隙間を埋めてくれます。

①シリコン

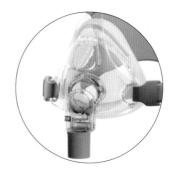

　最も一般的なクッション素材です。薄いシリコンの膜でできており、換気を開始するとその圧力で膨らんで顔にフィットします。とても柔らかい素材のため顔の凹凸に合わせて変形しますが、マスクを強く締めすぎるとシワができてリークの原因になることもあります。

　汚れを吸収せず熱にも強いので、洗浄や乾燥が簡単でほとんどの滅菌方法に対応しています。

画像提供／フィッシャー&パイケル ヘルスケア(株)

②ジェル

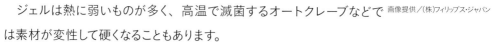

　シリコンに比べるとやや重く、硬めの素材です。接触面がしっかりと顔に密着するため、顔にフィットするとリークを起こしにくいですが、顔の凹凸が強い場合は突出部に圧力がかかりやすくなります。

　しかし、最近のジェルクッションはジェルの使用量を最小限とすることで薄く軽量化され、かつフィット感も良くなっています。

　ジェルは熱に弱いものが多く、高温で滅菌するオートクレーブなどでは素材が変性して硬くなることもあります。

画像提供／(株)フィリップス・ジャパン

③布

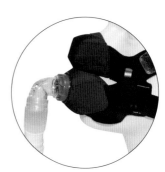

　空気を通さないように加工された専用の布を用いたクッション素材です。非常に柔らかく軽い素材のため、顔の接触部に圧力がかかる前にマスク全体が変形してくれることにより、褥瘡を作りにくくなっています。また、すでに発生した褥瘡であっても摩擦や接触による圧力がほとんどかからないため、有用性が非常に高い素材といえます。

画像提供／(株)MAGnet

　しかし、ほかのクッション素材と比較するとマスク自体が変形しやすく、リークを起こしやすいのが難点です。

④エア充填クッション

塩化ビニールでできた風船状のクッションに専用のポンプを用いて空気を入れて、マスククッションの硬さを調整します。クッションの硬さを好みに合わせて調整できるのがメリットですが、硬さ調整の難易度が高い上に、ポンプを紛失すると再調整ができなくなります。

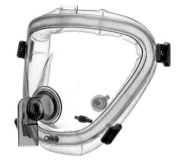

画像提供／ドレーゲルジャパン（株）

・ヘッドギア

ヘッドギアはNPPVマスクを固定するためのバンドです。マスクにストラップを取り付けて面ファスナーで固定します。ヘッドギアを装着する際は、頭の中心とヘッドギアの中心が揃わなければ左右のバランスが取れず、マスクを均等に装着することができません。

マスクに装着する際はストラップをホールに通したり、クリップやマグネットなどを用いて固定します。特にクリップタイプやマグネットタイプは、初めに患者のサイズに合わせてヘッドギアの長さを調節しておくと、一度外しても簡単に再装着が可能となります。

ヘッドギアには上下や裏表があります。正しく装着した場合は、後ろから見るとメーカー名が正しく読めるようになっています。メーカー名が逆さになっていたり、見えなかったりする場合は上下や裏表を間違えている可能性があります。

ヘッドギア
マスクを顔に固定するためのバンドです。
先端は面ファスナーになっており、長さを調整することができます。
使用後は洗濯します。

ストラップ
ヘッドギアとマスクを接続するパーツです。
従来からあるホール式のほかに、クリップ式やマグネット式があります。

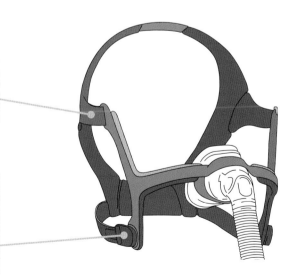

CHAPTER.1
CHAPTER.2
CHAPTER.3
CHAPTER.4
CHAPTER.5
CHAPTER.6
CHAPTER.7
CHAPTER.8
CHAPTER.9

◎ ストラップの固定方法　画像提供／(株) フィリップス・ジャパン

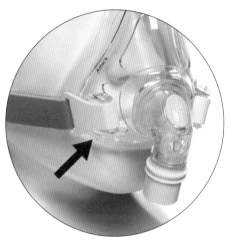

クリップ式 (フック式)

ヘッドギアの長さをあらかじめ調整しておき、クリップで装脱着すれば再調整が不要です。
クリップの装脱着に慣れるまでは鏡を見ながら練習するとよいでしょう。

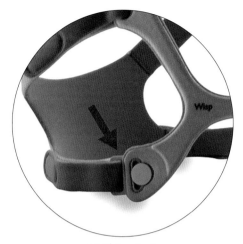

マグネット式

ストラップを装着部に近づけると磁力で正しい位置に装着され、初心者でも簡単に扱えます。構造上の工夫により、縦方向には外れても横方向には外れず回転するようになっているため安心です。

勝手にちょっとコラム

ヘッドギアにもこだわりたい今日この頃

　NPPVマスクフィッティングの話になるとマスク本体の話が中心になりがちですが、ヘッドギアの性能も忘れないでほしいところです。NPPVマスク本体は洗ってもそうそうヘタれたり壊れたりはしません。しかし、ヘッドギアは繰り返し使っていくと面ファスナーは弱くなり、端がほつれたり毛羽立ったりします。ヘッドギアはマスクフィッティングの縁の下の力持ちです。メーカーさんにももう少し力を入れてほしいと思う今日この頃です。

額当て

　額当ては NPPV マスクの上部のヘッドギアを固定するためのパーツです。額に接触するタイプではクッションとしてシリコンやジェル、スポンジなどのパッドが装着されています。

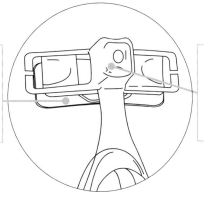

クッション
前額部に当たる部分の圧力を分散してくれます。
シリコンやスポンジ、ジェルなどの素材でできています。

アジャスター
額当ての高さを調整します。アジャスターを高くするほど鼻根部にかかる圧力を低減することができます。

　アジャスター付きの額当ては、高さ調整を行うことで鼻根部への圧迫を調整することができます。一方、額当てを倒して調整するタイプでは、角度をつけ過ぎるとパッドの上部のみが接触することで褥瘡の原因となります。そのため、最新のマスクの額当ては水平に移動するタイプが主流となっています。

◉ アジャスターの調整

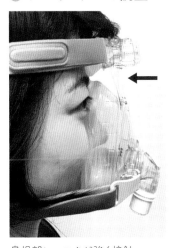

鼻根部にマスクが強く接触

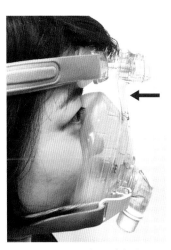

アジャスターの調整で鼻根部の圧力を軽減

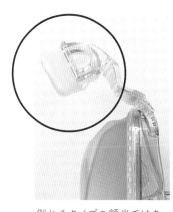

倒れるタイプの額当てはクッションの上部だけが当たると褥瘡の原因に！

　また、慢性期や在宅で使用する場合、額当ては視界を妨げる原因となることから、マスクフレームとヘッドギアの形状を工夫することで、額当てそのものを必要としないマスクも増えています。

エルボー

　NPPVマスクと回路を接続するL字型のパーツです。患者にかかる回路の負担を軽減するため、スイベルと呼ばれる360°回転する構造になっています。特に、エルボー接続部を球状構造にしたタイプは立体的に回転することで、より動きの自由度が高くなっています。

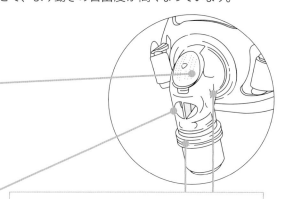

呼気ポート
（エクスハレーションポート）

呼気を排出するためのポートです。
常に圧力に応じた意図的なリークを発生させます。

安全弁

NPPV を使用中は陽圧により閉じていますが、NPPV が停止すると安全弁が開放されることで 呼吸を行うことができます。

スイベル

マスクとエルボーの接続部は自由に回転する構造で、患者にかかる回路の負担を軽減します。

　ほとんどのNPPVマスクの呼気ポートや安全弁はこのエルボーの中に付いています。エルボーの接続径は接続するNPPVの機種によって異なります。一般的なNPPVでは**外径22 mm**ですが、挿管用人工呼吸器などに用いる呼気ポートなしタイプでは**内径が22 mm**となっています。大半のメーカーは「**呼気ポートありタイプは透明**」「**呼気ポートなしタイプは青などで着色**」と色で区別されています。

🔘 呼気ポートの有無　画像提供／フィッシャー＆パイケル ヘルスケア（株）

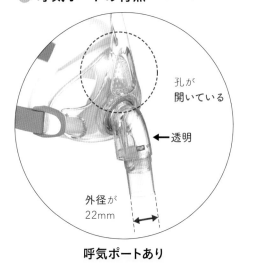

孔が**開いている**

← 透明

外径が22mm

呼気ポートあり

孔が**開いてない**

← 着色

内径が22mm

呼気ポートなし

呼気ポート（エクスハレーションポート）

　呼気ポートとは、呼気を排出するためにいくつもの小さい孔が開いたパーツです。そのほとんどがエルボー部もしくはマスクフレーム部に付いています。呼気ポートからは吸気・呼気を問わず常にリークを発生させているため、呼気ポートを塞ぐと呼気が排出できないだけでなく、過剰な圧力が発生するため注意しましょう。

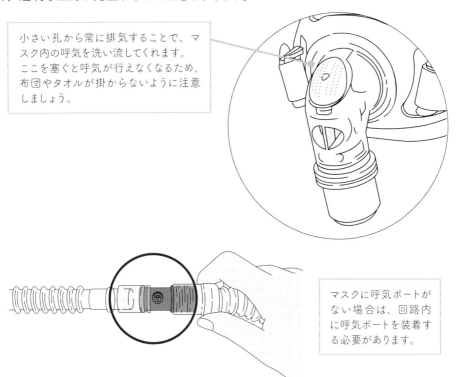

小さい孔から常に排気することで、マスク内の呼気を洗い流してくれます。ここを塞ぐと呼気が行えなくなるため、布団やタオルが掛からないように注意しましょう。

マスクに呼気ポートがない場合は、回路内に呼気ポートを装着する必要があります。

　呼気ポートから常に排出される呼気を「**インテンショナルリーク（意図的な漏れ）**」と呼びます。それに対し、呼気ポート以外から排出されるリークを「**アンインテンショナルリーク（意図的でない漏れ）**」と呼びます。インテンショナルリークで発生するリーク量はマスクごとに異なるため、どの程度の圧力でインテンショナルリークがどのくらいの量になるかは各マスクの取り扱い説明書を確認しましょう。

◉ インテンショナルリーク

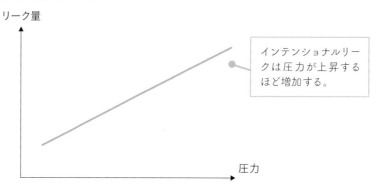

リーク量

圧力

> インテンショナルリークは圧力が上昇するほど増加する。

　マスクによっては呼気ポートがないタイプもあります。呼気ポートのないマスクを使用する場合、回路に呼気ポートか呼気弁が必要となります。

安全弁（エントレイメントバルブ）

　仮に停電や故障などによって NPPV の送気が停止した場合、NPPV マスクは顔に密着しているため患者は呼吸が行えなくなります。通常、安全弁はマスクに陽圧がかかると弁が閉じることで外気への圧の流出を防いでくれていますが、送気が停止して NPPV マスク内部の圧力が低下すると、弁が開放され外気を吸入することができるようになっています。

　安全弁付きエルボーを「**エントレイメントバルブ付きエルボー（EE）**」、安全弁のないエルボーを「**スタンダードエルボー（SE）**」と呼びます。

◉ 安全弁の構造と動作

安全弁 →

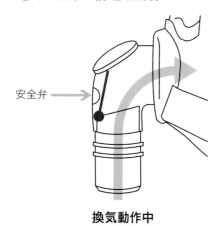

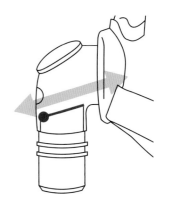

換気動作中

NPPV の換気動作中は圧力で安全弁が閉じることにより、陽圧が維持されています。

換気停止中

NPPV の換気が停止すると安全弁が開放されるため、呼吸が可能になります。

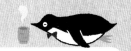

勝手にちょっとコラム

NPPVマスクは触って比べないとわからないほど個性がある

　NPPVマスクのクッションは、同じ素材でもメーカーによって特徴はまったく異なります。同じシリコンでも薄く加工されているものや伸縮性の高いもの、滑りやすいものもあり、実際に触ってみないとわかりません。それが治療成績に影響を与えるかと問われると、影響はほとんどないとは思います。ですが、NPPVとずっと付き合っていく慢性期の患者さんのことを想うと、その細かい違いにこだわりたいところです。

CHAPTER.1

CHAPTER.2

CHAPTER.3

CHAPTER.4

CHAPTER.5

CHAPTER.6

CHAPTER.7

CHAPTER.8

CHAPTER.9

2 NPPVマスクのメンテナンス

・NPPVマスク・回路など付属物品の洗浄方法

1 洗浄

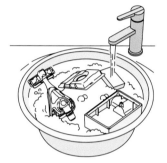

NPPVマスクや回路、加温加湿器を分解し、中性洗剤を薄めたぬるま湯で洗浄します。

2 すすぎ

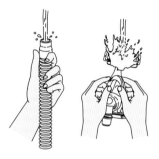

流水で洗剤が残らないよう十分に洗い流します。

3 乾燥

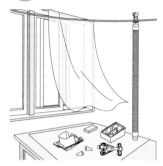

風通しの良い場所で陰干しを行います。
回路は吊り下げて、そのほかの部品はタオルなどの上で乾かしましょう。

・洗浄の注意点

◎ 直接日光に当てない

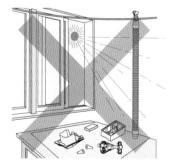

回路やマスクが劣化し、破損の原因となります。日当たりの良い場所で干さないようにしましょう。

◎ 中性洗剤を用いる

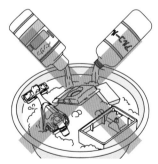

ベンジン、アルコール、塩素系洗剤などで洗ってはいけません。

各パーツの洗浄頻度の目安とお手入れ方法

CHAPTER.1

CHAPTER.2

CHAPTER.3

CHAPTER.4

CHAPTER.5

CHAPTER.6

CHAPTER.7

CHAPTER.8

CHAPTER.9

あくまで目安です。メーカーの推奨に則って行いましょう。

◉ 毎日

マスク　　各部品を分解し、中性洗剤を薄めたぬるま湯で洗浄します。よくすすぎ、風通しの良い所で陰干しします。または、湿らせた布でクッションを拭きます。

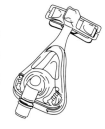

水タンク　　上下パーツに分解し、中性洗剤を薄めたぬるま湯で洗浄します。よくすすぎ、乾いた布などで水気を拭き取り陰干しします。

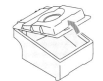

呼吸回路　　中性洗剤を薄めたぬるま湯で洗浄します。よくすすぎ、風通しの良い所で陰干しします。

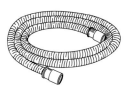

◉ 1週間に1回

ヘッドギア　　マスクから外して中性洗剤を薄めたぬるま湯でもみ洗いします。洗濯機を使用する際は洗濯用ネットに入れます。

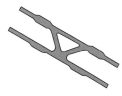

◉ 2週間に1回

エアフィルター（リユーザブル）　　フィルターは必ず乾いているものを使用しましょう。使用後のフィルターは中性洗剤を薄めたぬるま湯で洗浄し、陰干ししてください。

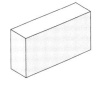

◉ 1カ月に1回

エアフィルター（ディスポーザブル）　　1カ月でエアフィルターを交換します。使い捨てのため、新しいものを使用しましょう。

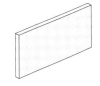

（参考文献：一ノ瀬正和 監修．慢性期 NPPV 導入ガイドブック．株式会社フィリップス・ジャパン．）

勝手にちょっとコラム

これからのNPPVマスクはどうなる?

　NPPVマスクを何十種類もチェックしていると、いくつかの傾向があることに気づきました。それは、①クッション素材へのこだわり、②新機能の研究・開発、③形状へのこだわり、大きく分けると、この3つになると思います。

　NPPVマスクの最初期はとにかくさまざまなクッションが登場しました。シリコンから始まり、バルーンタイプやジェル、布、シリコンの外側が薄いシリコンで覆われた二重構造など、いろいろなものがありましたが、正直なところ、布マスクを除くとほとんどのケースではシリコンに落ち着きつつあります。それからも多種多様な機能を搭載したマスクが増えたことで、快適性や基本性能が引き上げられました。

　そして、現在注目すべきなのはクッションの形状です。立体的な人の顔に装着する上でも、やはり形状は重要です。皆さんもよかったら自施設にあるNPPVマスクの形状を比べてみてください。新しい発見があるかもしれません。

フルフェイスマスク

CHAPTER. **2**

基本構造とマスクフィッティング

・Over the noseタイプの構造の特徴

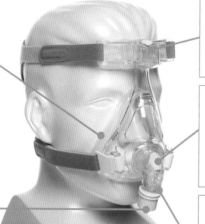

クッション

マスクによる圧力を軽減します。シリコン・ジェル・布などの素材があります。

エルボー

マスクと回路を接続するパーツです。エルボーが回転することでマスクにかかる負担を軽減します。

額当て

上部のヘッドギアを固定します。アジャスター付きであれば高さの調整が可能なため、鼻根部にかかる圧力を軽減することができます。

呼気ポート（エクスハレーションポート）

呼気を排出するためのポートです。NPPVの陽圧に応じて意図的にリークを発生させます。

安全弁

NPPV使用中は陽圧により閉じていますが、NPPVが停止すると安全弁が開放されることで呼吸を行うことができます。

画像提供／（株）フィリップス・ジャパン

フルフェイスマスク（Over the nose）

- 鼻と口全体を覆うタイプで、緊急時や初回導入においてファーストチョイスとなります。
- 最近では額当てのないタイプも販売されています。
- 死腔容量が比較的少なく、再呼吸量は問題ありません。
- 急性期でのNPPV導入ならまずはこのタイプを選びましょう。

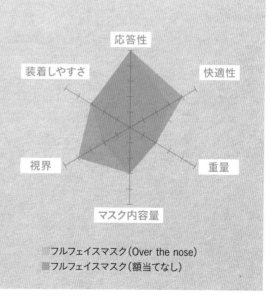

■フルフェイスマスク（Over the nose）
■フルフェイスマスク（額当てなし）

・Under the noseタイプの構造の特徴

鼻クッション
鼻孔に下から押し当てる形状によって鼻根部への接触をなくし、褥瘡を防いでくれます。

呼気ポート（エクスハレーションポート）
呼気を排出するためのポートです。NPPVの陽圧に応じて意図的にリークを発生させます。

クッション
マスクによる圧力を軽減します。
シリコン・ジェルなどの素材があります。

エルボー
マスクと回路を接続するパーツです。
エルボーが回転することでマスクにかかる負担を軽減します。

安全弁
NPPV使用中は陽圧により閉じていますが、NPPVが停止すると安全弁が開放されることで呼吸を行うことができます。

画像提供/レスメド（株）

CHAPTER.1
CHAPTER.2
CHAPTER.3
CHAPTER.4
CHAPTER.5
CHAPTER.6
CHAPTER.7
CHAPTER.8
CHAPTER.9

総評

フルフェイスマスク（Under the nose）

- 口と鼻孔を覆うタイプのため、鼻根部の褥瘡が発生しません。
- 死腔容量が比較的少なく、再呼吸量は問題ありません。
- 大きく開口する場合や、口を頻繁に動かす患者への緊急導入にはあまり向いていません。
- 急性期から慢性期への移行時や、鼻根部の褥瘡が問題となるケースでは、Under the noseタイプやネーザルマスクへの変更を検討しましょう。

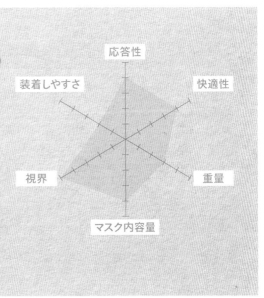

応答性
装着しやすさ
快適性
視界
重量
マスク内容量

Over the noseタイプ（臥位で装着する場合）

① ヘッドギアの準備

○ ヘッドギアは事前に頭の下に敷いておきます。

○ このときにヘッドギアの中心と頭の中心がずれると、後のマスクフィッティングが難しくなります。

○ ヘッドギアの上下・裏表に注意しましょう。

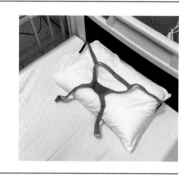

② マスク装着前

○ ヘッドギアの中心と患者の頭の中央がずれないよう注意しましょう。

○ ヘッドギアのストラップは最大まで緩めておきます。

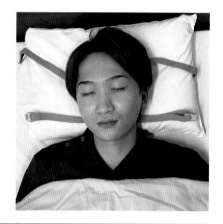

③ 仮装着

○ マスクを当てて位置や強さを調整します。

○ このとき、口と鼻がマスクの中にきちんと収まっているのを確認します。

○ 位置や強さを調整してもリークが発生する場合は、サイズの変更あるいは別の種類のマスクに交換します。

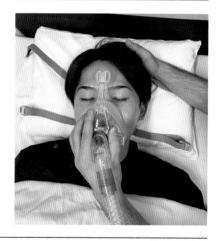

④ 上部ヘッドギアの仮固定

◯ 上部のヘッドギアを固定します。

◯ まだ仮固定なので緩めに固定します。

◯ ヘッドギアのストラップは左右均等になるように
　横に引きます。

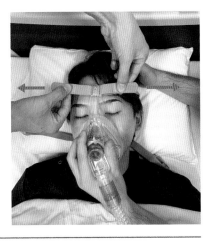

⑤ 下部ヘッドギアの固定

◯ リークがある状態を確認し、ヘッドギ
　アが左右均等になるようストラップを
　横に引いて調整します。

◯ ストラップを締めていくとマスクが
　徐々に顔に密着していくので、リーク
　が最も減少するところまでストラップ
　を引っ張ります。

◯ 最もリークが少ない位置で面ファス
　ナーを固定します。

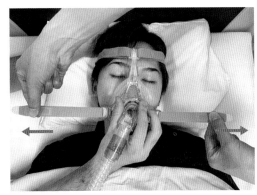

⑥ 上部ヘッドギアの本固定

◯ ④で仮固定した上部のヘッドギアを、リー
　クが発生するまでストラップを緩めます。

◯ 再びストラップを左右均等に締めていきま
　す。リークが最も減少した位置で面ファス
　ナーを固定して完了です。

◯ ヘッドギアと顔の間は指が１〜２本入る程
　度の隙間があれば問題なしです。

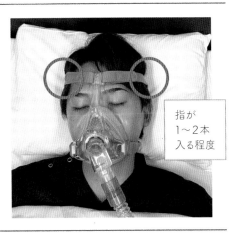

指が
1〜2本
入る程度

・Over the noseタイプ（坐位で装着する場合）

① マスクの準備

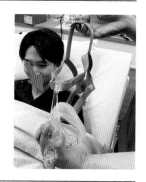

○坐位で装着する場合、上部ヘッドギアはあらかじめマスクに
装着しておきます。

○このとき、ヘッドギアは最大まで緩めておきます。

② マスクフィット

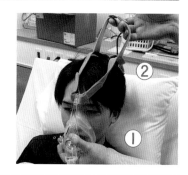

○まずマスクを顔に当ててから（①）ヘッドギアを被せ
ます（②）。ヘッドギアを先に装着すると、顔にマス
クが当たってしまいます。

③ 仮装着

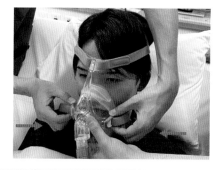

○下部ヘッドギアをマスクに装着します。

○この時点ではまだ仮装着のため、緩い状態で
装着します。

④ 下部・上部のヘッドギア調整

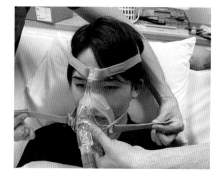

○下部ヘッドギアのストラップを左右に均等に
引っ張り、マスクからのリークが最も減少した
ところで面ファスナーを固定します。

○上部ヘッドギアも同様に固定します。

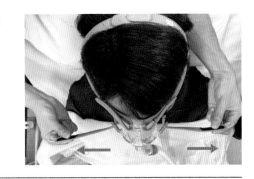

○ ヘッドギア調整時はストラップを真横に引っ張るのがポイントです。

○ 後方へ引っ張りながら固定すると必要以上に強く固定されてしまい、褥瘡の原因となります。

⑤ ヘッドギア固定

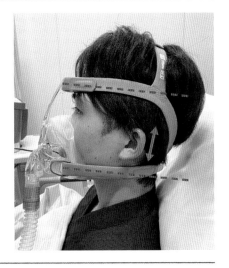

○ 上下のヘッドギアが平行になるよう固定します。

○ ヘッドギアが耳に当たると褥瘡の原因となりますので、耳に重ならないよう調整しましょう。

◯ Over the noseタイプの褥瘡好発部位

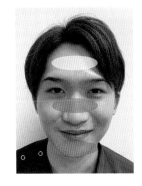 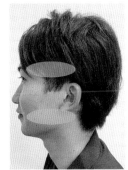

額当てによる接触
額当てで強く圧迫することで発生します。特に額当てを倒すタイプでは角度をつけ過ぎると発生しやすくなります。

マスクによる接触
特に顔の中で最も突出した鼻根部は褥瘡の好発部位です。
最近は鼻根部に接触しない Under the nose タイプがあります。

ヘッドギアによる接触
ヘッドギアは柔らかい布でできていますが、低栄養状態や導入直後では摩擦による褥瘡が発生することがあります。
ヘッドギアが耳に当たり続けると発生頻度が上昇します。

Under the noseタイプ（坐位で装着する場合）

① マスクの準備

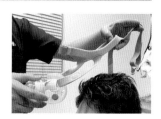

- 坐位で装着する場合、上部ヘッドギアはあらかじめマスクに装着しておきます。

- このとき、ヘッドギアは最大まで緩めておきます。

② マスクフィット

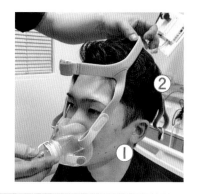

- まずマスクを顔に当ててから（①）ヘッドギアを被せます（②）。ヘッドギアを先に装着すると、顔にマスクが当たってしまいます。

- このとき、鼻の下の部分から当てて行きます。

③ 仮装着

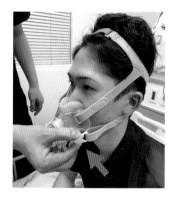

- 下部ヘッドギアをマスクに装着します。

- この時点ではまだ仮フィットのため、緩い状態で装着します。

④ 上部ヘッドギアの仮固定

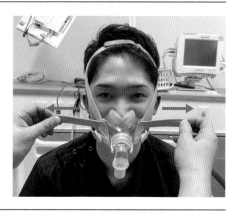

- ヘッドギアの上部を固定します。

- まだ仮固定なので緩めに固定します。

- ヘッドギアは左右均等となるように横に引きます。

⑤ 下部・上部ヘッドギアの固定

○ 下部ヘッドギア（①）、上部ヘッドギア（②）の順に固定していきます。

○ リークがある状態を確認し、ヘッドギアが左右均等になるようストラップを横に引いて調整します。

○ ストラップを締めていくとマスクが徐々に顔に密着していくので、リークが最も減少するところまでストラップを引っ張ります。

○ 最もリークが少ない位置で面ファスナーを固定します。

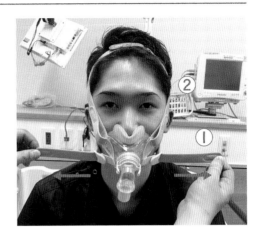

⑥ 頭頂部ヘッドギアの調整

○ ヘッドギアが耳に重ならないよう頭頂部のヘッドギアを調整します。

○ ヘッドギアが耳に当たると褥瘡の原因となります。

○ 特に Under the nose タイプの場合はマスクの高さによって鼻の密着度が大きく左右されるため、丁寧に調整しましょう。

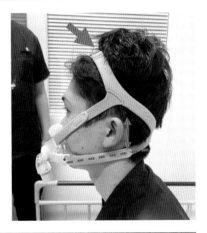

● Under the noseタイプの褥瘡好発部位

マスクによる接触

Under the nose タイプは突出部への接触が少ないため褥瘡発生頻度は低くなっていますが、接触部の摩擦による褥瘡発生に注意が必要です。

ヘッドギアによる接触

ヘッドギアは柔らかい布でできていますが、低栄養状態や導入直後では摩擦による褥瘡が発生することがあります。
ヘッドギアが耳に当たり続けると発生頻度が上昇します。

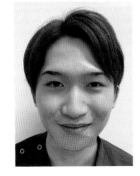
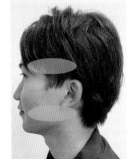

Respironics, Inc.

アマラジェル フルフェイスマスク／
アマラ フルフェイスマスク

| 販売 | ● (株)フィリップス・ジャパン
● チェスト(株) | 価格 | ● アマラジェル フルフェイスマスク 25,000 円(税別)
● アマラ フルフェイスマスク 24,000 円(税別) |

病 棟　在 宅

資料提供／(株)フィリップス・ジャパン

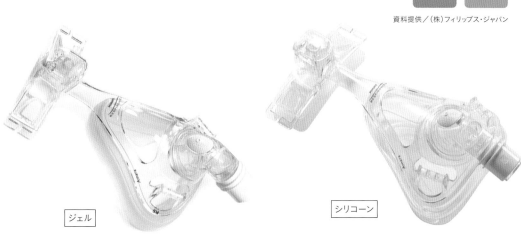

ジェル

シリコーン

⚐オススメPoint⚐

◯ プッシュボタンアジャスタで額当てが顔に対して垂直に動くため、圧力の集中を軽減してくれます。

◯ クッションはジェルタイプとシリコンタイプに交換可能。カチッとはまるのでわかりやすく簡単に組み立てが可能です。新しくなったジェルは肌触りも優しく軽くなっています。

◯ パーツ数が非常に少なくなったため日常の管理も簡単です。

サイズ展開	P	S	M	L
対象	成人			
重さ ①ジェル ②シリコーン	①約150 g ②約140 g	①約150 g ②約140 g	①約150 g ②約140 g	①約160 g ②約150 g
マスク内容量	224 mL	231 mL	242 mL	253 mL
型番 ①ジェル ②シリコーン	①1119078 ②1112829	①1119079 ②1112830	①1119080 ②1112831	①1119081 ②1112832

※重さは実測値(筆者測定)

CHAPTER. 1
CHAPTER. 2
CHAPTER. 3
CHAPTER. 4
CHAPTER. 5
CHAPTER. 6
CHAPTER. 7
CHAPTER. 8
CHAPTER. 9

装着時の
チェック
ポイント

CHECK!

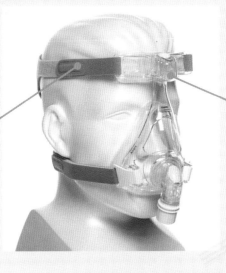

☑ ヘッドギアは上下が
平行になるよう装着
しましょう。

☑ 鼻への圧迫がなくな
るよう額当ての高さ
を調整しましょう。

仕様
リユーザブル

形状
Over the noseタイプ

酸素・圧ポート
なし

呼気ポート
あり

窒息防止弁
あり

ストラップの固定方法
クリップ

クッションの素材
ジェル／シリコーン

滅菌消毒方法
☒ **エチレンオキサイドガス**
☒ **オートクレーブ（熱水消毒可）**
▬ **プラズマ**
☒ **ホルムアルデヒド**

マスクサイズゲージ
あり

マスク選びの
参考に！

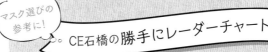

CE石橋の**勝手にレーダーチャート**

※ただし、個人の見解です。

| 総合評価 | ジェルタイプの最新モデル！シリコンクッションと付け替えも可能 |

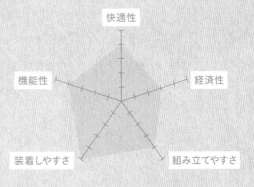

　コンフォートジェルブルーの後継品となるフルフェイスマスクです。ジェルブルーは重量が問題でしたが、接触部分だけにジェルを使用することでかなり軽量化されました。クッションの形状が立体的になったことでフィット感がより向上し、急性期用としては文句なしの逸品です。組み立て時に「カチッ」とはまる感覚もわかりやすくて良いですね。クッション部分はジェルまたはシリコンに付け替えが可能です。フィット性はジェルが、重量はシリコンの方が軽くなっているので好みでどうぞ。

Respironics, Inc.

アマラビュー　フルフェイスマスク

販売 ● (株)フィリップス・ジャパン　　価格 ● 30,000 円(税別)
　　 ● チェスト(株)

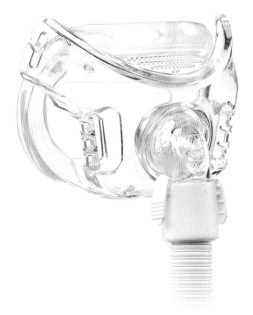

在宅

資料提供／(株)フィリップス・ジャパン

⸜オススメPoint⸝

◯ Under the noseタイプで鼻梁部への接触がありません。

◯ クッションはマスクフレームから取り外し可能で、サイズ変更が容易に行えます。

◯ 回路の組み立てはワンタッチで行えます。

サイズ展開	S	M	L
対象	成人		
重さ	約120 g	約120 g	約120 g
マスク内容量	150.4 mL	148.8 mL	167.8 mL
型番	1127142	1127143	1127144

※重さは実測値(筆者測定)

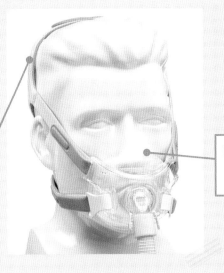

装着時の
チェック
ポイント

CHECK!

☑ ヘッドギアは後頭部
を包むイメージで装
着しましょう。

☑ クッションは鼻の
下に当てるように
します。

CHAPTER.1

CHAPTER.2

CHAPTER.3

CHAPTER.4

CHAPTER.5

CHAPTER.6

CHAPTER.7

CHAPTER.8

CHAPTER.9

仕様
リユーザブル

形状
Under the noseタイプ

酸素・圧ポート
なし

呼気ポート
あり

窒息防止弁
なし

ストラップの固定方法
ホール
(穴にストラップを通すタイプ)

クッションの素材
シリコーン

滅菌消毒方法
☒ **エチレンオキサイドガス**
☒ **オートクレーブ(熱水消毒可)**
▬ **プラズマ**
☒ **ホルムアルデヒド**

マスクサイズゲージ
あり

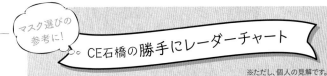

マスク選びの
参考に!

CE石橋の勝手にレーダーチャート

※ただし、個人の見解です。

総合評価 Under the noseタイプの新しい可能性

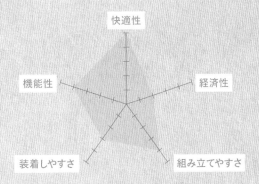

快適性

機能性

経済性

装着しやすさ

組み立てやすさ

　フィリップス社のドリームウェアネーザルマスクにオーラルマスクを合体させたような形状のマスクです。鼻梁部と接触しない構造のため、褥瘡対策としても有用です。クッションは鼻の下に当てて使用します。

　額当てがなく視界は良好ですが、Under the noseタイプに共通する弱点として、口を動かすとマスクがずれて鼻から空気が漏れやすいのが特徴です。どちらかというと慢性期向けですね。

Respironics, Inc.

ドリームウェア　フルフェイスマスク

販売　●（株）フィリップス・ジャパン　　　　**価格**　●30,000 円（税別）
　　　　●チェスト（株）

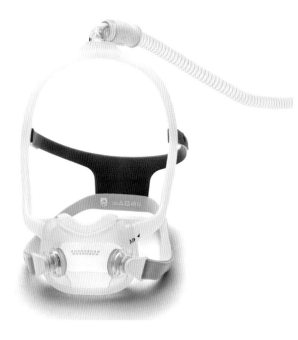

病棟　在宅

資料提供／（株）フィリップス・ジャパン

＼オススメPoint／

○ Under the Noseタイプで鼻梁部への接触がありません。

○ フレームに空気を通すことで回路接続部が頭頂部になり、快適性が向上しました。

○ その他のドリームウェアシリーズ（ネーザル／フルフェイス／ジェルピロー）とフレームを使い回すことが可能です。

○ ヘッドギアの装着が簡単なマグネットタイプを採用しています。

サイズ展開	S	M	W
対象	成人		
重さ	約70 g	約70 g	約70 g
マスク内容量	179.3 mL	185.7 mL	188.2 mL
型番	1133423	1133424	1133425

※重さは実測値（筆者測定）

CHAPTER.1

CHAPTER.2

CHAPTER.3

CHAPTER.4

CHAPTER.5

CHAPTER.6

CHAPTER.7

CHAPTER.8

CHAPTER.9

装着時のチェックポイント

CHECK!

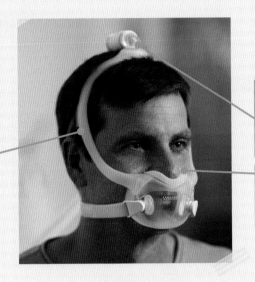

☑ マスクフレームが耳に近すぎる場合はサイズを小さく、目に近すぎる場合は大きくしましょう。

☑ 呼気ポートエルボーが頭の中心にあることを確認しましょう。

☑ クッションは鼻の下に当てるようにします。

仕様
リユーザブル

形状
Under the noseタイプ

酸素・圧ポート
なし

呼気ポート
あり

窒息防止弁
なし

ストラップの固定方法
マグネット

クッションの素材
シリコーン

滅菌消毒方法
❌ エチレンオキサイドガス
❌ オートクレーブ（熱水消毒可）
➖ プラズマ
❌ ホルムアルデヒド

マスクサイズゲージ
なし

マスク選びの参考に！

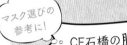

CE石橋の勝手にレーダーチャート

※ただし、個人の見解です。

総合評価 アマラビューマスクにドリームウェアシリーズの特徴をくっつけてみました！

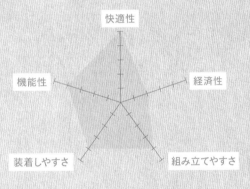

快適性

機能性

経済性

装着しやすさ

組み立てやすさ

　ドリームウェアシリーズに搭載のマスクフレーム内に空気が通る構造はそのままに、フルフェイスマスクとして仕上げています。鼻梁部に当たらないので褥瘡対策にもどうぞ。口側のストラップ固定はしっかりとくっつくマグネット式です。

　ちなみにドリームウェアシリーズのフレーム部分はフルフェイス、ネーザル、ジェルピローで同じ部品が用いられているため、使い回しが可能です。

Respironics, Inc.

AF541 フルフェイスマスク

販売 ●(株)フィリップス・ジャパン 　　価格 ●47,000円(税別)／10個入

急性期　病　棟

資料提供／(株)フィリップス・ジャパン

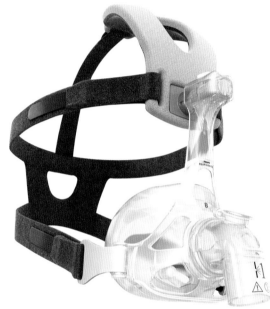

⤙オススメPoint⤚

○ 額当てはアジャスター付きで水平移動します。

○ クッションを変更することでOver the noseタイプとUnder the noseタイプの切り替えが可能です。

○ Over the noseタイプは4サイズ、Under the noseタイプは3サイズから選択可能です。

サイズ展開	XS	A	B	C
対象	体重20kgを超える小児〜成人			
重さ	104 g	105 g	105 g	109 g
マスク内容量	700 mL未満			
型番	1120949	1128636	1128637	1128648

※Under the noseタイプについて記載しています。　※重さは実測値(筆者測定)

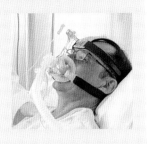

装着時の
チェック
ポイント

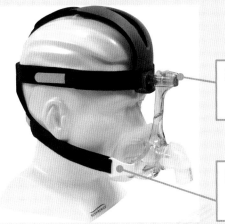

CHECK!

☑ 鼻への圧迫がなくな
るよう額当ての高さ
を調整しましょう。

☑ ヘッドギアは上下が
平行となるように装
着しましょう。

CHAPTER.1

CHAPTER.2

CHAPTER.3

CHAPTER.4

CHAPTER.5

CHAPTER.6

CHAPTER.7

CHAPTER.8

CHAPTER.9

仕様

ディスポーザブル

形状

Over the noseタイプ／
Under the noseタイプ

酸素・圧ポート

なし

呼気ポート

あり／なし

窒息防止弁

あり／なし

ストラップの固定方法

ホール
（穴にストラップを通すタイプ）

クッションの素材

シリコーン

滅菌消毒方法

☒ エチレンオキサイドガス
◎ オートクレーブ（気管支鏡用
　エルボのみ滅菌可能）
☒ プラズマ
☒ ホルムアルデヒド

マスクサイズゲージ

あり

マスク選びの
参考に！

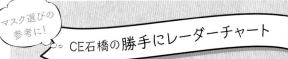

CE石橋の勝手にレーダーチャート

※ただし、個人の見解です。

総合評価	Over the noseタイプと Under the noseタイプから選択できる

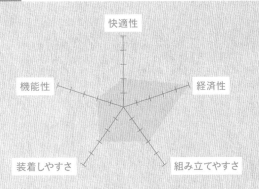

快適性

機能性

経済性

装着しやすさ

組み立てやすさ

　クッションが取り外しでき、Over the noseタイプと
Under the noseタイプを切り替えることが可能です。褥
瘡が発生したらUnder the noseタイプに変更するといっ
た使い分けもできますね。ただしクッションの接続部は
やや固めです。額当てはアジャスター付きで水平移動で
きますが、やや動きすぎといった感じもあります。ヘッドギ
アにはフィリップス特有の額当てに大きめの軟性プレー
トが付いています。また、同社のリユーザブルマスクと同
じクッションが採用されており、使用感はお墨付きです。

ResMed

AirFit F20

販売	●レスメド(株)	価格	●—
	●帝人ファーマ(株)		
	●フクダ電子(株)		

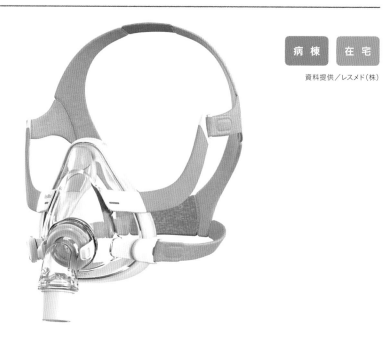

病棟　在宅

資料提供／レスメド(株)

＼オススメPoint／

○ 新規構造のディフューザーベントエルボーQuietAirは、先行デザインと比較してノイズを89％削減し、呼気気流を70％静寂化。とても静かになっています。

○ 異なるクッション素材を組み合わせることで、しっかりと保持しつつも不快感を軽減してくれます。

○ マグネットクリップで着脱が簡単です。

サイズ展開	S	M	L
対象	成人		
重さ	112.33 g （タイプFH 110.17 g）	115.53 g （タイプFH 113.84 g）	118.74 g
マスク内容量	190 mL	210 mL	240 mL
型番	—	—	—

※重さは実測値（筆者測定）

CHAPTER. 1

CHAPTER. 2

CHAPTER. 3

CHAPTER. 4

CHAPTER. 5

CHAPTER. 6

CHAPTER. 7

CHAPTER. 8

CHAPTER. 9

装着時のチェックポイント

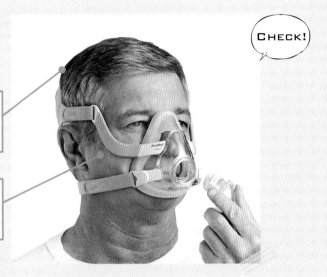

CHECK!

☑ ヘッドギアは後頭部を包むイメージで装着しましょう。

☑ ヘッドギアのフレーム接触部の褥瘡に注意しましょう。

仕様
リユーザブル

形状
Over the noseタイプ

酸素・圧ポート
なし

呼気ポート
なし

窒息防止弁
あり

ストラップの固定方法
マグネット

クッションの素材
シリコン

滅菌消毒方法
☒ **エチレンオキサイドガス**
☒ **オートクレーブ**
☉ **プラズマ**
☒ **ホルムアルデヒド**

マスクサイズゲージ
あり

マスク選びの参考に！

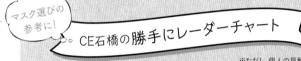

。゜CE石橋の勝手にレーダーチャート

※ただし、個人の見解です。

| 総合評価 | とても軽くて使いやすい名作！ |

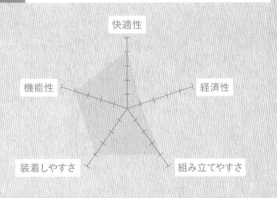

快適性

機能性　　経済性

装着しやすさ　　組み立てやすさ

　レスメド社のOver the noseタイプで、とても軽いのが特徴です。従来の同社製マスクは重くて使いにくい印象がありましたが、AirFitシリーズになってからはとても軽量になりました。特にF20は額当てがなく、ヘッドギアのストラップ固定はマグネット式でラクラク装着できます。さすがとしか言いようがありません。

ResMed

AirFit F30

販売 ●帝人ファーマ（株）　　　　　**価格** ●—
　　　●フクダライフテック（株）

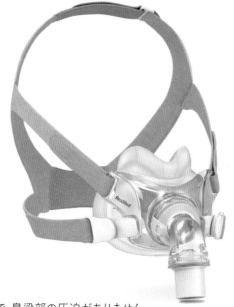

病棟　在宅

資料提供／レスメド（株）

＼オススメPoint／

◯ Under the noseタイプで、鼻梁部の圧迫がありません。

◯ 新規構造であるディフューザーベントエルボーQuietAirは、従来デザインと比較してノイズを89％削減し、呼気気流を70％静寂化。とても静かになっています。

◯ クッションは異なる素材を組み合わせることで、しっかりと保持しつつも不快感を軽減してくれます。

◯ ストラップはマグネットで簡単に着脱可能です。

サイズ展開	スモール	ミディアム
対象	成人	
重さ	141.4 g	143.0 g
マスク内容量	135 mL	140 mL
型番	—	—

※マスク内容量は実測値（筆者測定）

装着時の
チェック
ポイント

CHECK!

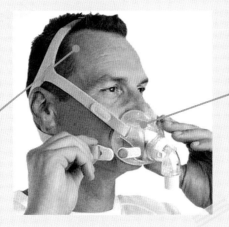

☑ ヘッドギアは後頭
部を包むイメージ
で装着しましょう。

☑ クッションは鼻の下に
当てるようにします。

仕様

リユーザブル

形状

Under the noseタイプ

酸素・圧ポート

なし

呼気ポート

あり

窒息防止弁

あり

ストラップの固定方法

マグネット

クッションの素材

シリコン

滅菌消毒方法

☒ エチレンオキサイドガス
☒ オートクレーブ
☒ プラズマ
☒ ホルムアルデヒド
その他：熱水消毒（クッション、
エルボ、フレーム、ヘッドギア）

マスクサイズゲージ

あり

マスク選びの
参考に！

CE石橋の**勝手にレーダーチャート**

※ただし、個人の見解です。

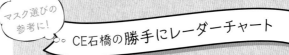

総合評価	AirFit F20の良さをそのままに、Under the noseタイプになりました

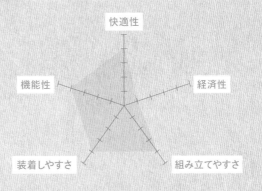

快適性
機能性
経済性
装着しやすさ
組み立てやすさ

　レスメド社製のUnder the noseタイプのマスクです。鼻のクッションは鼻孔を包み込むような構造をしており、やや左右から押される感じはありますが、不快と感じるほどではありません。エルボーのデザインはF20の構造をそのまま継続しており、静音性は相変わらずすばらしいです。マグネットによって簡単にストラップが固定できて便利です。レスメド社のマスクはこれからもマグネットタイプが増えていくと思われます。Under the noseタイプとしては無難かつ堅実なマスクです。

Fisher & Paykel Healthcare

F&P Simplus フルフェイスマスク

販売	●フィッシャー＆パイケル ヘルスケア(株)	価格	●320,000円(税別)／10個入
	●フクダ電子(株)		
	●チェスト(株)		

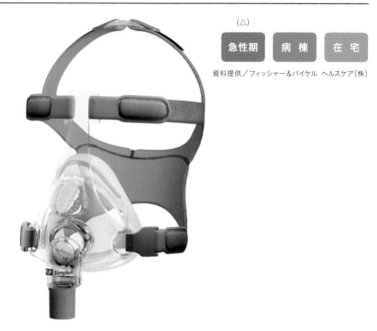

(△)

| 急性期 | 病　棟 | 在　宅 |

資料提供／フィッシャー＆パイケル ヘルスケア(株)

⬐オススメPoint⬎

◯ RollFitシールは鼻根部に接触する部分に圧力が加わると柔らかく回転し、圧力を吸収して褥瘡を予防をします。

◯ Easyフレームは分解、洗浄、組み立てが簡単に行える構造です。クッションの変更だけでサイズ変更も可能です。

◯ 可動性の高いボールソケットエルボーはマスクに掛かる力を逃してくれるので患者さんの負担を軽減します。

サイズ展開	S	M	L
対象	成人		
重さ	136 g	142 g	145 g
マスク内容量	251 mL	278 mL	310 mL
型番	400475	400476	400477

CHAPTER.1
CHAPTER.2
CHAPTER.3
CHAPTER.4
CHAPTER.5
CHAPTER.6
CHAPTER.7
CHAPTER.8
CHAPTER.9

**装着時の
チェック
ポイント**

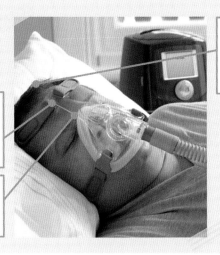

☑ 額当ては可動しないので無理
　に前額部にくっつける必要は
　ありません。浮いていてもマ
　スクがずれなければ◎。

☑ RollFitシールで除圧できて
　いるか皮膚の色も観察しま
　しょう。

☑ 頭頂部のヘッドギ
　アの長さも均等に
　なっているか確認
　しましょう。

CHECK!

仕様
リユーザブル

形状
Over the noseタイプ

酸素・圧ポート
なし

呼気ポート
あり

窒息防止弁
あり

ストラップの固定方法
クリップ

クッションの素材
シリコーン

滅菌消毒方法
　❌ エチレンオキサイドガス
　❌ オートクレーブ
　◯ プラズマ：Sterad® (100S、
　　100NX、NX)
　❌ ホルムアルデヒド

マスクサイズゲージ
なし

マスク選びの
参考に！

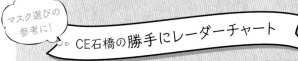
CE石橋の**勝手にレーダーチャート**

※ただし、個人の見解です。

**総合
評価**　RollFitシールで
鼻梁部の負担を軽減します

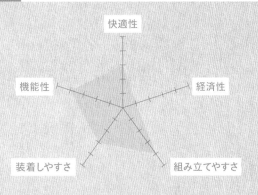

快適性
機能性
経済性
装着しやすさ
組み立てやすさ

　構造的には一昔前からあるスタンダードな形状のフ
ルフェイスマスクですが、RollFitシールが鼻梁部に掛か
る圧力を上手に逃がしてくれます。フィット感、使い勝手
もとても良好です。分解・組み立ても簡単で、組み立て時
に「カチッ」とはまるのが良い感じです。エアーディフュー
ザーで静音効果も期待できます。クッションの素材では
なく構造で負担を軽減してくれているのはとてもすばら
しいですね。

Fisher & Paykel Healthcare

Nivairo

販売	●フィッシャー＆パイケル ヘルスケア(株)	価格	●53,000 円(税別)／10個入
	●チェスト(株)		

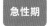

急性期　病棟

資料提供／フィッシャー＆パイケル ヘルスケア(株)

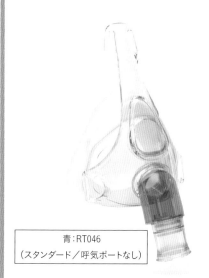

青：RT046
(スタンダード／呼気ポートなし)

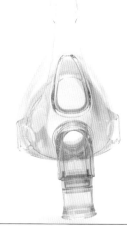

透明：RT045
(窒息防止弁付き／呼気ポートなし)

⤾オススメPoint⤿

◯ RollFitシールは鼻根部に接触する部分に圧力が加わると柔らかく回転し、圧力を吸収して褥瘡を予防します。

◯ クッション部にNGチューブを通す溝がついた構造のTubeFitはNGチューブによるリークを軽減してくれます。

◯ ErgoFitヘッドギアは通気性が高く、裏表で色が異なるのでねじれを発見しやすくなっています。

サイズ展開	XS	S	M	L
対象	成人			
重さ	122 g	129 g	135 g	139 g
マスク内容量	<325 cm³	<325 cm³	<325 cm³	<325 cm³
型番 ①窒息防止弁付き ②スタンダード	①RT045XS ②RT046XS	①RT045S ②RT046S	①RT045M ②RT046M	①RT045L ②RT046L

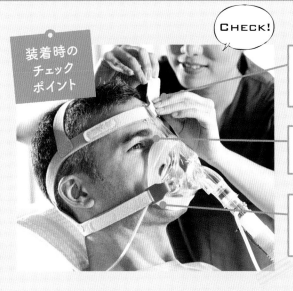

装着時の
チェック
ポイント

☑ 額当ては可動しないので無理に前額部にくっつける必要はありません。浮いていてもマスクがずれなければ◎。

☑ RollFitシールで除圧できているか皮膚の色も観察しましょう。

☑ Tube Fit部は柔らかいため、ヘッドギアを閉めすぎるとリークの発生ポイントにもなるので注意しましょう。

CHAPTER. 1
CHAPTER. 2
CHAPTER. 3
CHAPTER. 4
CHAPTER. 5
CHAPTER. 6
CHAPTER. 7
CHAPTER. 8
CHAPTER. 9

仕様
ディスポーザブル

形状
Over the noseタイプ

酸素・圧ポート
なし

呼気ポート
なし

窒息防止弁
あり／なし

ストラップの固定方法
ホール
　（穴にストラップを通すタイプ）

クッションの素材
シリコーン

滅菌消毒方法
☒ **エチレンオキサイドガス**
☒ **オートクレーブ**
☒ **プラズマ**
☒ **ホルムアルデヒド**

マスクサイズゲージ
あり

マスク選びの参考に！

CE石橋の勝手にレーダーチャート

※ただし、個人の見解です。

| 総合評価 | 経鼻胃管（NGチューブ）のリークを減らす救世主？ |

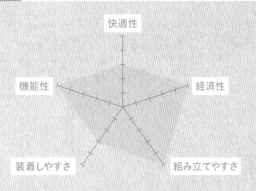

F&P社が販売しているSimplusマスクのバージョン違い？　……と見せかけて、看護師さんがきっと喜ぶTubeFit機能付きです。NGチューブを通すための溝がクッション部に設けられており、NGチューブ周辺からのリークが減少します。ただし、マスクをきつく装着すると溝の部分にしわができやすいため、通常使用時には逆にリークの原因となることも……。呼気ポートがないのが残念。このマスクにももちろんRollFitシールが搭載されています。

Fisher & Paykel Healthcare

F&P Vitera フルフェイスマスク

販売 ●フィッシャー＆パイケル　ヘルスケア(株)　　**価格** ●340,000円(税別)／10個入
　　　 ●チェスト(株)

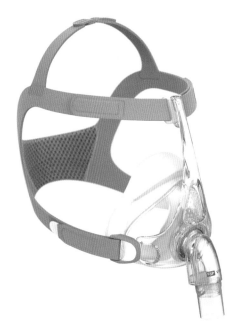

(△)

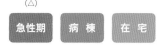

資料提供／フィッシャー＆パイケル　ヘルスケア(株)

＼オススメPoint／

○ 従来よりも2倍近く可動するようになったRollFit XTシールにより、圧力軽減とフィット感が抜群に向上しています。

○ Easyフレームに青いハイライトが入っており、分解・洗浄・組み立てがもっともっと簡単になりました。クッションを取り替えるだけでサイズ変更が可能です。

○ 可動性の高いボールソケットエルボーは、マスクに掛かる力を分散してくれるので患者さんの負担が軽減されます。

○ 呼気ポートに搭載されたエアーディフューザーが静音効果をもたらします。

○ ヘッドギアに伸縮性のある素材とない素材を組み合わせることで、フィット感がさらに改善されています。放熱性にも優れ、快適性が向上しています。

サイズ展開	S	M	L
対象	成人		
重さ	125 g	128 g	136 g
マスク内容量	246 mL	271 mL	322 mL
型番	VITISZ	VITIMZ	VITILZ

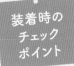

装着時の
チェック
ポイント

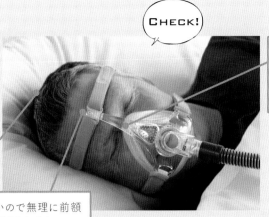

CHECK!

☑ 頭頂部のヘッド
ギアの長さも均
等になっている
か確認しましょう。

☑ 額当ては可動しないので無理に前額
部にくっつける必要はありません。
浮いててもマスクがずれなければ◎。

☑ RollFit XTシー
ルで除圧できて
いるか皮膚の色
も観察しましょう。

CHAPTER. 1
CHAPTER. 2
CHAPTER. 3
CHAPTER. 4
CHAPTER. 5
CHAPTER. 6
CHAPTER. 7
CHAPTER. 8
CHAPTER. 9

仕様

リューザブル

形状

Over the noseタイプ

酸素・圧ポート

なし

呼気ポート

あり

窒息防止弁

あり

ストラップの固定方法

クリップ

クッションの素材

シリコン

滅菌消毒方法

☒ エチレンオキサイドガス
☒ オートクレーブ
◉ プラズマ：Sterad®（100S、
100NX、NX）
☒ ホルムアルデヒド
その他：①熱消毒（90℃にて1分
間／80℃にて10分間／75℃にて
30分間）、②化学消毒（CIDEX®
OPA）※エルボーは患者ごとに
交換が必要。

マスクサイズゲージ

あり

マスク選びの
参考に！

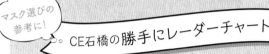

。CE石橋の勝手にレーダーチャート

※ただし、個人の見解です。

| 総合評価 | マスクもヘッドギアもかなり高性能です！ |

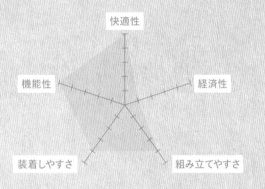

快適性
機能性
経済性
装着しやすさ
組み立てやすさ

　F&P社の最新のマスクです。従来から優れた性能を
持つRollFitシールがさらにパワーアップし、ヘッドギア
を強く締めても鼻梁部への圧力が非常に小さく、その
フィット感は他社の追随を許しません。再設計された
ヘッドギアには、しっかり締めるべき部位は硬い生地を、
クッション性の必要な部位は伸縮性に富んだ素材を、
後頭部の熱がこもりやすい部位には放熱性の高い素材
が使用されています。また、ボールソケットエルボーが立
体的な可動性を実現しています。長期使用における快
適性を重視した本マスクは、これからのNPPVマスクの
在り方を左右するとも言えるでしょう。

ドレーゲルジャパン(株)

ClassicStar NIVフルフェイスマスク

販売 ●ドレーゲルジャパン(株)　　　　**価格** ●8,500 円(税別)

＼オススメPoint／

◯ 付属のポンプボールを使ってエアクッションの硬さを自由に調整できます。

◯ エアクッションは透明度が高いため、皮膚の圧迫調整が行いやすくなっています。

◯ ヘッドギアの固定ポイントが複数あり、自由に選ぶことができます。

 急性期　 病棟

資料提供／ドレーゲルジャパン(株)

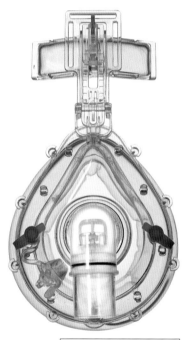

透明：AAV(窒息防止弁付き)

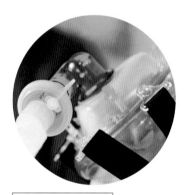

青：SE(標準エルボ付き)

サイズ展開	S (AAVタイプ)	S (SEタイプ)	M (AAVタイプ)	M (SEタイプ)	L (AAVタイプ)	L (SEタイプ)
対象	成人					
重さ	116 g	116 g	116 g	116 g	116 g	116 g
マスク内容量	200 mL	202 mL	245 mL	237 mL	295 mL	300 mL
型番	MP01570	MP01573	MP01571	MP01574	MP01572	MP01575

CHAPTER.1

CHAPTER.2

CHAPTER.3

CHAPTER.4

CHAPTER.5

CHAPTER.6

CHAPTER.7

CHAPTER.8

CHAPTER.9

装着時の
チェック
ポイント

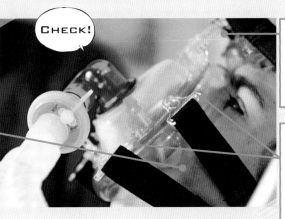

CHECK!

☑ エア充填クッ
ションの圧力
は皮膚の色を
見て調整しま
しょう。

☑ 額当ては前額部
に平行に当たる
よう、高さと長
さを調整しま
しょう。

☑ 6点固定のヘッ
ドギアの下4つ
は患者さんの顔
に合わせて固定
ポイントを選び
ましょう。

仕様

ディスポーザブル

形状

Over the noseタイプ

酸素・圧ポート

あり（2カ所）

呼気ポート

AAVタイプ：あり
SEタイプ：なし

窒息防止弁

AAVタイプ：あり
SEタイプ：なし

ストラップの固定方法

クリップ

クッションの素材

複数素材の組み合わせ
（メイン素材：ポリ塩化ビニル）

滅菌消毒方法

❌ エチレンオキサイドガス
❌ オートクレーブ
❌ プラズマ
❌ ホルムアルデヒド

マスクサイズゲージ

あり

マスク選びの
参考に！

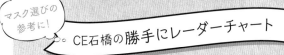

CE石橋の**勝手にレーダーチャート**

※ただし、個人の見解です。

総合評価	空気で膨らませるクッションが特徴的

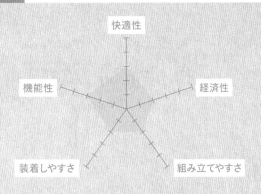

快適性

機能性

経済性

装着しやすさ

組み立てやすさ

ClassicStar NIVフルフェイスマスクは、最近では非常に珍しい空気で膨らませるタイプのクッションを採用しています。専用の空気入れ（ポンプボール）で患者さんの顔に合わせて圧力を調整するので、これがないとマスクフィッティング自体がうまくできなくなってしまいます。紛失しないように注意しましょう。また、その特性から、装着後にポンプで空気を入れて調整が必要となるため、緊急導入には使いにくい面もあります。

ヘッドギアは、マスクに複数設けられている固定ポイントから位置を選択できます。

Air Liquide Medical Systems

レスピレオHOSPITAL Fノンベント
ディスポーザブル

販 売 ●アイ・エム・アイ（株）　　　　**価 格** ●8,000 円（税別）

急性期　　病 棟

資料提供／アイ・エム・アイ（株）

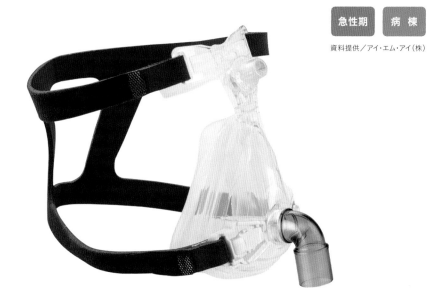

↘オススメPoint↙

◯ ダイヤルで調整可能な水平移動の額当てです。

◯ 柔らかくて薄いソフトシリコンクッションです。

◯ コストパフォーマンスに優れたディスポーザブルタイプです。

サイズ展開	S	M	L
対象	成人		
重さ	162 g	163 g	168 g
マスク内容量	178 mL	186 mL	215 mL
型番	12951010	12951020	12951030

CHAPTER.1
CHAPTER.2
CHAPTER.3
CHAPTER.4
CHAPTER.5
CHAPTER.6
CHAPTER.7
CHAPTER.8
CHAPTER.9

装着時の
チェック
ポイント

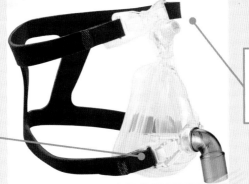

CHECK!

☑ 額当ての角度をつけ
すぎて額当ての角が
当たらないよう注意し
ましょう。

☑ ヘッドギアは上下
が平行になるよう
装着しましょう。

仕様

ディスポーザブル

形状

Over the noseタイプ

酸素・圧ポート

あり (1カ所)

呼気ポート

なし

窒息防止弁

なし

ストラップの固定方法

クリップ

クッションの素材

シリコン

滅菌消毒方法

☒ エチレンオキサイドガス
☒ オートクレーブ
☒ プラズマ
☒ ホルムアルデヒド

マスクサイズゲージ

あり

マスク選びの
参考に!

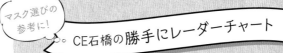
CE石橋の**勝手にレーダーチャート**

※ただし、個人の見解です。

総合評価	昔ながらのフルフェイスマスク

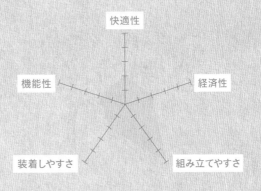

快適性

機能性　　　　　　　　　　経済性

装着しやすさ　　　　　組み立てやすさ

　縦長で二重構造のクッションに大きめの額当て、カ
チッとはめるストラップなど一昔前に流行ったマスクの
形状で、触っていると懐かしさを感じます。しかしディス
ポーザブルでありながら、額当てが水平移動で調整でき
るのは悪くありません。レスピレオシリーズ全体に言えま
すが、シリコンシールが薄くて柔らかいのが良いところで
す。額当ての調整はダイヤルを回すことで調整できます
が、結構固めです。ただそれ以上でもそれ以下でもなく、
もうひと頑張り欲しいマスクです。

Sleepnet

Veraseal 2

販売　●アイ・エム・アイ(株)　　価格　●6,500 円(税別)
　　　●チェスト(株)

急性期　病棟　在宅

資料提供／アイ・エム・アイ(株)

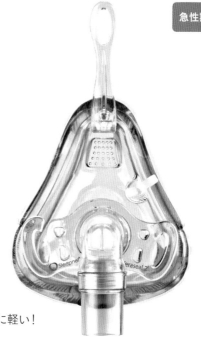

＼オススメPoint／

○ AIR gel®クッションは柔らかいのに軽い!

○ クッションが立体的な構造になっています。

○ 呼気ポートあり・呼気ポートなしの2タイプを揃えています。

サイズ展開	Small	Medium	Large	Extra Large
対象	小児			
	成人			
重さ	84.3 g	89.2 g	93.0 g	95.0 g
マスク内容量	155 mL	181 mL	196 mL	200 mL
型番	呼気ポートあり: 15724010 呼気ポートなし: 15724040	呼気ポートあり: 15724020 呼気ポートなし: 15724050	呼気ポートあり: 15724030 呼気ポートなし: 15724060	呼気ポートあり: 15724110 呼気ポートなし: 15724120

装着時の
チェック
ポイント

CHECK!

☑ 額当ては可動しないので
無理に前額部にくっつけ
る必要はありません。
浮いていてもマスクがず
れなければ◎

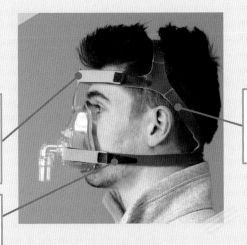

☑ ヘッドギアは
後頭部を包む
イメージで横
着しましょう。

☑ ヘッドギアは上下が平行と
なるように装着しましょ
う。

仕様

ディスポーザブル

形状

Over the noseタイプ

酸素・圧ポート

あり（1カ所）

呼気ポート

あり／なし

窒息防止弁

あり／なし

ストラップの固定方法

ホール
　（穴にストラップを通すタイプ）

クッションの素材

ジェル

滅菌消毒方法

☒ **エチレンオキサイドガス**
☒ **オートクレーブ**
☒ **プラズマ**
☒ **ホルムアルデヒド**

マスクサイズゲージ

あり

マスク選びの
参考に！

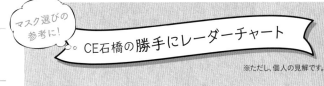

CE石橋の**勝手にレーダーチャート**

※ただし、個人の見解です。

| 総合評価 | 最高に柔らかいジェルクッションが気持ちいい |

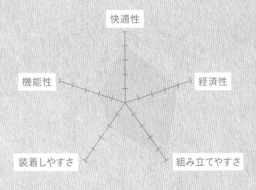

快適性
機能性
経済性
装着しやすさ
組み立てやすさ

　クッション部分がジェルタイプのフルフェイスマスクです。マスクの形状は立体的な構造をしており、ジェル自体が丸みを帯びた形状をしているのでフィット感はなかなかのものです。また、ジェルが他社と比較してもかなり柔らかくできている点もポイントです。特にジェルタイプは重くなりがちですが、AIR gel®はかなり軽めにできています。額当ては浮かせるタイプで接触しません。

CHAPTER.1
CHAPTER.2
CHAPTER.3
CHAPTER.4
CHAPTER.5
CHAPTER.6
CHAPTER.7
CHAPTER.8
CHAPTER.9

Intersurgical Ltd.

フェイスフィット NIVマスク

(販売) ●日本メディカルネクスト(株)　　　(価格) ●7,800 円(税別)

急性期　病棟

資料提供／Intersurgical Ltd.

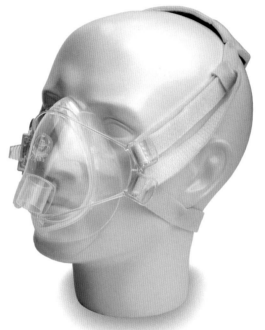

＼オススメPoint／

○ ヘッドギアは、ストラップを左右に引っ張るだけでバランス良く固定することができます。

○ ヘッドギアは後頭部を大きく包むような形状でフィットしやすくなっています。

○ クッションが薄いため顔にフィットしやすく、装着感も非常に良いです。

サイズ展開	呼気ポートあり			呼気ポートなし		
	スモール	ミディアム	ラージ	スモール	ミディアム	ラージ
対象	成人					
重さ	60 g	60 g	60 g	60 g	60 g	60 g
マスク内容量	160 mL	175 mL	195 mL	160 mL	175 mL	195 mL
型番	2250000	2251000	2252000	2255000	2256000	2257000

※重さ・マスク内容量は実測値

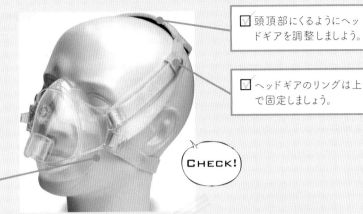

装着時の
チェック
ポイント

☑ 頭頂部にくるようにヘッドギアを調整しましょう。

☑ ヘッドギアのリングは上で固定しましょう。

☑ フィットが強すぎないか皮膚の色を観察しましょう。

CHECK!

仕様
ディスポーザブル

形状
Over the noseタイプ

酸素・圧ポート
あり（Iカ所）

呼気ポート
あり／なし

窒息防止弁
あり

ストラップの固定方法
ホール
（穴にストラップを通すタイプ）

クッションの素材
シリコン

滅菌消毒方法
☒ エチレンオキサイドガス
☒ オートクレーブ
☒ プラズマ
☒ ホルムアルデヒド

マスクサイズゲージ
あり

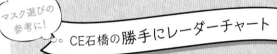

マスク選びの参考に！
。CE石橋の勝手にレーダーチャート
※ただし、個人の見解です。

総合評価 **発想の転換が今までにないマスクを作り上げた**

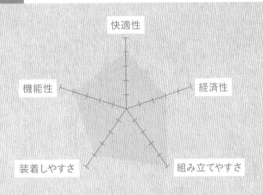

快適性 / 経済性 / 組み立てやすさ / 装着しやすさ / 機能性

初見ではただの高流量用酸素マスクのように見えますが、実際に着けてみるとフィット感・装着しやすさに驚きます。クッション性がそれほど高くないにもかかわらず顔にはまるその形状は、マスク形状の重要性を再認識させてくれます。ヘッドギアは面ファスナーを使用していないため左右にずれにくく、すばらしい構造です。難点は、ヘッドギアを固定するパーツが細くて破損しやすいことと、回路接続部にスイベルがないため可動性が低い点でしょう。しかし、それらを補う使いやすさです。

バイエア メディカル

AirLife NIVマスク

販売 ●バイエア メディカル   **価格** ●52,000 円（税別）／10個入

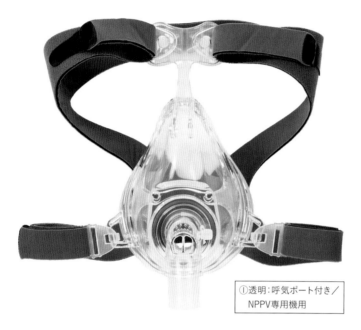

①透明：呼気ポート付き／
NPPV専用機用

（②のみ）

 急性期   病棟

資料提供／バイエア メディカル

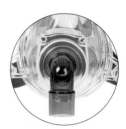

②青：汎用人工呼吸器用

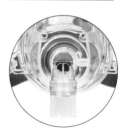

③水色：呼気ポートなし／
NPPV専用機用

＼オススメPoint／

○ エルボー接続部が柔らかい素材なので動きに強いです。

○ マスクの形状が立体的でマスクフィッティングがしやすいです。

サイズ展開	S	M	L
対象	成人（体重30 kg以上）		
重さ	158 g	160 g	163 g
マスク内容量	284 mL	303 mL	355 mL
型番	①NIV040S ②NIV041S ③NIV043S	①NIV040M ②NIV041M ③NIV043M	①NIV040L ②NIV041L ③NIV043L

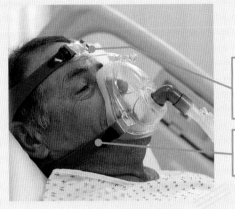

装着時の
チェック
ポイント

CHECK!

☑ 額当ての角度をつけすぎて額当ての角が当たらないように注意しましょう。

☑ ヘッドギアは上下が平行となるように装着しましょう。

仕様
ディスポーザブル

形状
Over the noseタイプ

酸素・圧ポート
①③あり／②なし

呼気ポート
①あり／②③なし

窒息防止弁
①③あり／②なし

ストラップの固定方法
クリップ

クッションの素材
シリコーン

滅菌消毒方法
▬ エチレンオキサイドガス（※）
✕ オートクレーブ
▬ プラズマ（※）
✕ ホルムアルデヒド
※単患者使用につき基本的には滅菌不可（製品材質的には影響なし）

マスクサイズゲージ
あり

マスク選びの参考に！

CE石橋の勝手にレーダーチャート

※ただし、個人の見解です。

総合評価　3タイプから選べるディスポーザブルマスク！

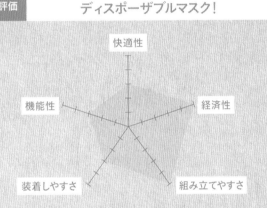

快適性
機能性
経済性
装着しやすさ
組み立てやすさ

　マスクタイプは呼気ポートの有無で3種類から選べます。自施設の運用に合わせて選択しましょう。
　マスクの形状は立体的でフィット感は悪くありませんが、マスクが大きく重いため、再呼吸や褥瘡に注意しましょう。
　お値段は他社のディスポーザブルマスクと比較してもかなり安価です。感染対策が気になる今ならではのコストパフォーマンスです。

CHAPTER.1
CHAPTER.2
CHAPTER.3
CHAPTER.4
CHAPTER.5
CHAPTER.6
CHAPTER.7
CHAPTER.8
CHAPTER.9

日本光電工業(株)

NPPV cap-ONEマスクセット

販売 ●日本光電工業(株)　　　　　**価格** ●9,150円(税別)

急性期　病棟

資料提供／日本光電工業(株)

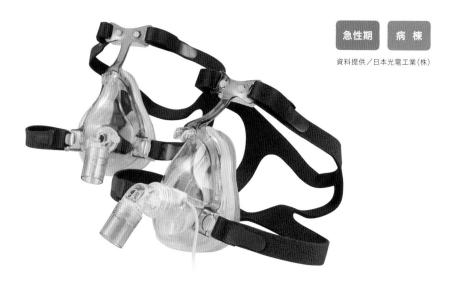

＼ オススメPoint ／

○ メインストリームタイプのCO_2センサーと呼気を集めるインナーカップでCO_2を測定可能です。

○ クッション部分のみディスポーザブルで、クッションのみの販売もされており患者ごとに交換可能です。

○ マスクの形状は日本人の骨格に合わせてデザインされています。

サイズ展開	S	M	L
対象	小児		
	成人		
重さ	約136 g	約138 g	約142 g
マスク内容量	約240 mL	約250 mL	約300 mL
型番	VM-332Z	VM-331Z	VM-330Z

※重さは実測値(筆者測定)

CHAPTER.1
CHAPTER.2
CHAPTER.3
CHAPTER.4
CHAPTER.5
CHAPTER.6
CHAPTER.7
CHAPTER.8
CHAPTER.9

装着時のチェックポイント

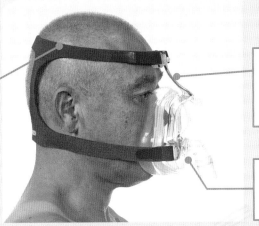

CHECK!

☑ ヘッドギアは上下が平行になるよう装着しましょう。

☑ 額当ての角度をつけすぎて額当ての角が当たらないよう注意しましょう。

☑ CO_2を測定する場合はケーブルの取り回しに注意しましょう。

仕様
ディスポーザブル

形状
Over the noseタイプ

酸素・圧ポート
あり (1カ所)

呼気ポート
なし

窒息防止弁
あり

ストラップの固定方法
クリップ

クッションの素材
シリコーン

滅菌消毒方法
☒ エチレンオキサイドガス
☒ オートクレーブ
☒ プラズマ
☒ ホルムアルデヒド

マスクサイズゲージ
あり

マスク選びの参考に!

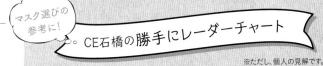
CE石橋の勝手にレーダーチャート

※ただし、個人の見解です。

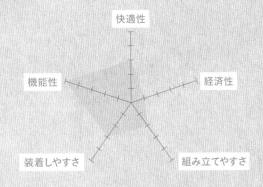

総合評価 ついに販売された CO_2が測定できるNPPVマスク!

快適性
機能性
経済性
装着しやすさ
組み立てやすさ

　測定には専用のNPPV機器である「NKV-330」が必要ですが、これまで困難と言われ続けた呼気中の二酸化炭素分圧が唯一測定できるマスクです。もちろん慢性期ではまったく出番がありませんが、急性期のNPPV管理に新しい風を吹かせる逸品と言えるでしょう。マスクの形状も悪くなくフィット感も良好です。急性期領域で働く方は要チェックです。ちなみに、いろんな事情で「$EtCO_2$」ではなく「CO_2」です。同じくパーツを流用できる同社の幼児/小児用NPPVフルフェイスマスクとセットで購入することをおすすめします。

日本光電工業（株）

幼児／小児用NPPVフルフェイスマスク

〔販売〕●日本光電工業（株）　　　〔価格〕●15,000 円（税別）

\オススメPoint/

◯ マスクの形状は日本人の骨格に合わせて
デザインされています。

◯ 新たに小児用サイズが2サイズ追加されま
した（小児用は完全ディスポーザブル）。

急性期　　病　棟

資料提供／日本光電工業（株）

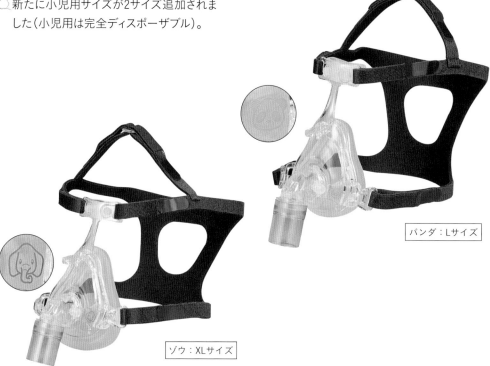

パンダ：Lサイズ

ゾウ：XLサイズ

サイズ展開	幼児／小児用L	幼児／小児用XL
対象	乳幼児	
	小児	
重さ	65 g	72 g
マスク内容量	80 mL	100 mL
型番	VM-322Z	VM-321Z

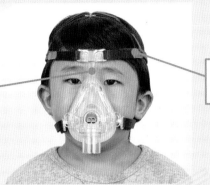

装着時の
チェック
ポイント

CHECK!

☑ 額当ての角度をつけすぎて額当ての角が当たらないよう注意しましょう。

☑ ヘッドギアは上下が平行になるよう装着しましょう。

仕様
ディスポーザブル

形状
Over the noseタイプ

酸素・圧ポート
あり（1カ所）

呼気ポート
なし

窒息防止弁
あり

ストラップの固定方法
クリップ

クッションの素材
シリコン

滅菌消毒方法
☒ エチレンオキサイドガス
☒ オートクレーブ
☒ プラズマ
☒ ホルムアルデヒド

マスクサイズゲージ
あり

マスク選びの参考に！

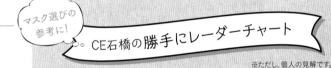

CE石橋の勝手にレーダーチャート

※ただし、個人の見解です。

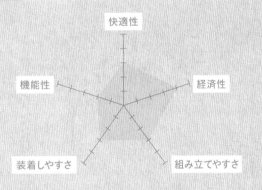

総合評価　cap-Oneマスクの CO_2測定機能がないタイプ

快適性

機能性

経済性

装着しやすさ

組み立てやすさ

　日本光電工業のcap-ONEマスクセットのCO_2センサーがないタイプのマスクです。cap-ONEマスクを導入している施設であれば、こちらも一緒に備えておくことでマスクの使用感が変わることなく選択・変更できます。幼児/小児用タイプも発売されており、シリーズとして成人から幼児/小児まで揃えるのもありでしょう。
　よく見ると動物の絵が書いてあるのもポイントです。個人的にはこういった気遣いは大好きです。

CHAPTER.1
CHAPTER.2
CHAPTER.3
CHAPTER.4
CHAPTER.5
CHAPTER.6
CHAPTER.7
CHAPTER.8
CHAPTER.9

Circadiance

SleepWeaver Anew

販売 ●(株)MAGnet　　　　　**価格** ●25,000円(税別)
　　　　●チェスト(株)

急性期　病棟　在宅

資料提供／(株)MAGnet

＼オススメPoint／

○ 額当てがなく視界が良好です。

○ マスク部分がすべて布でできており、非常にソフトな装着感です。

○ 素材にシリコンやラテックスを用いていません。

○ 回路に力が加わってもマスクが変形するため顔に圧力がかかる心配がありません。

○ マスク内の結露がほとんど発生しません。

○ マスクを折りたたむことができるためコンパクトに収納できます。

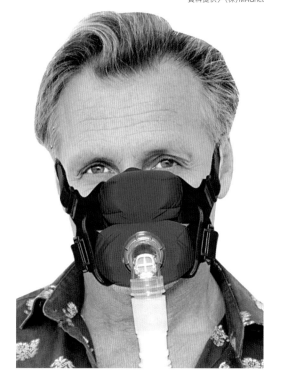

サイズ展開	S	M(レギュラー)	L
対象	成人		
重さ	62 g	62 g	65 g
マスク内容量	—	—	—
型番	100955	100960	100965

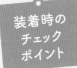
装着時の
チェック
ポイント

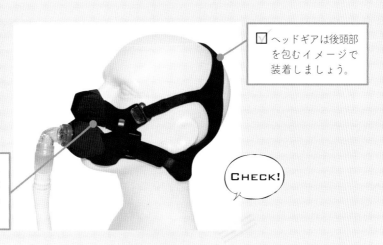

☑ ヘッドギアは後頭部
を包むイメージで
装着しましょう。

☐ マスクは圧がかかると
膨らむので、微調整は
換気を開始してから
行いましょう。

CHECK!

CHAPTER.1
CHAPTER.2
CHAPTER.3
CHAPTER.4
CHAPTER.5
CHAPTER.6
CHAPTER.7
CHAPTER.8
CHAPTER.9

仕様

リユーザブル

形状

Over the Nose

酸素・圧ポート

なし

呼気ポート

あり

窒息防止弁

なし

ストラップの固定方法

ホール
（穴にストラップを通すタイプ）

クッションの素材

布
（メイン素材：ポリエステル布）

滅菌消毒方法

☒ エチレンオキサイドガス
☒ オートクレーブ
☒ プラズマ
☒ ホルムアルデヒド
※消毒のみ

マスクサイズゲージ

あり

マスク選びの
参考に！

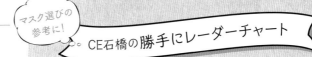
CE石橋の勝手にレーダーチャート

※ただし、個人の見解です。

総合評価	非常に珍しい布マスク！

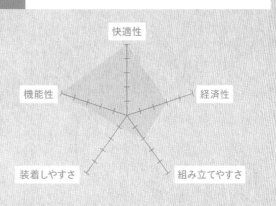

快適性

機能性

経済性

装着しやすさ

組み立てやすさ

　マスクフィッティングはお世辞にも簡単とは言えませんが、布特有の優しいフィット感はとてもすばらしいです。マスク全体が布でできているため、押しても引っ張っても布が変形するだけで、患者さんの顔への圧力はまったくと言っていいほど掛かりません。褥瘡予防にも、褥瘡ができてしまった人にもぴったりです。

　使用後のお手入れの際は、ぬるま湯と石鹸で手洗いしましょう。

Apex

ウィザードフィット　フルフェイスマスク

販 売　●(株)メディカルケア
　　　　　●チェスト(株)

価 格　●18,500 円(税別)

急性期　　病 棟　　在 宅

資料提供／(株)MAGnet

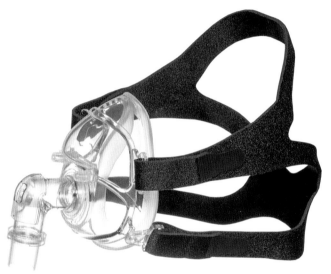

＼オススメPoint／

○ 立体的な構造が日本人の骨格にフィットします。

○ フレームのプラスチック部分を最小限に抑えた構造は、顔にかかる負担を最小限に抑えてくれます。

サイズ展開	S	M	L
対象	成人		
重さ	72 g	80 g	108 g
マスク内容量	165 mL(±10%)	195 mL(±10%)	205 mL(±10%)
型番	CM99043103	CM99043203	CM99043303

CHAPTER. 1
CHAPTER. 2
CHAPTER. 3
CHAPTER. 4
CHAPTER. 5
CHAPTER. 6
CHAPTER. 7
CHAPTER. 8
CHAPTER. 9

装着時の
チェック
ポイント

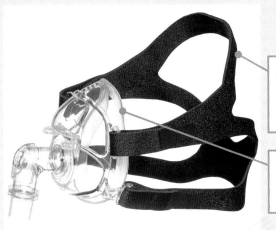

CHECK!

☑ ヘッドギアは後頭部を包むイメージで装着しましょう。

☑ マスクが目にかからないよう注意しましょう。

仕様	
リユーザブル	

形状

Over the Nose

酸素・圧ポート

あり（2カ所）

呼気ポート

あり

窒息防止弁

あり

ストラップの固定方法

クリップ

クッションの素材

シリコーン

滅菌消毒方法

☒ エチレンオキサイドガス
☒ オートクレーブ
☒ プラズマ
☒ ホルムアルデヒド
※消毒のみ

マスクサイズゲージ

あり

マスク選びの
参考に！

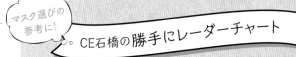

CE石橋の**勝手にレーダーチャート**

※ただし、個人の見解です。

総合
評価   知る人ぞ知る、フルフェイスマスク界の
名作マスク！

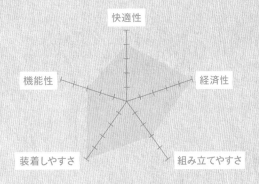

快適性
機能性
経済性
装着しやすさ
組み立てやすさ

　マスクの形状がとても日本人向きで、マスクフィッティングが簡単です。額当てがなく視界が良好で、眼鏡もラクラク装着できます。
　お値段据え置きで懐事情にもとても優しいおすすめマスクです。知らない人は一度でいいので試してみてください。販売から比較的年月が経ちますが、費用対効果に優れた逸品です。
　面ファスナーの構造が古く、洗濯すると接着力が低下しやすいため、使い古したらヘッドギアを交換しましょう。

イワキ(株)

Cirri フルフェイスマスク ミニ

販売 ●イワキ(株)
●チェスト(株)
●コヴィディエンジャパン(株)
●フクダ電子(株)

価格 ●20,000 円(税別)

\\オススメPoint//

◯ 日本人向けのフラットなマスク形状です。

◯ 非常に小さいながらも額当ての角度が調整できるようになっています。

◯ 数少ない小児用フルフェイスマスクです。

◯ フルフェイスマスクは呼気ポート付きタイプ一択です。

病棟　在宅

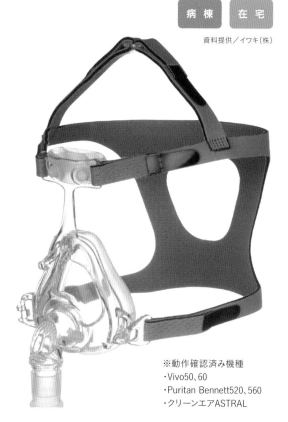

資料提供／イワキ(株)

※動作確認済み機種
・Vivo50、60
・Puritan Bennett520、560
・クリーンエアASTRAL

サイズ展開	スモール	ミディアム	ラージ	Xラージ
対象	乳幼児			
	小児			
重さ	約34.00 g	約37.00 g	約43.00 g	約48.00 g
マスク内容量	約42 mL	約53 mL	約71 mL	約96 mL
型番	154758(11339)	1547562(11340)	1547574(11341)	1573949(11342)

CHAPTER.1

CHAPTER.2

CHAPTER.3

CHAPTER.4

CHAPTER.5

CHAPTER.6

CHAPTER.7

CHAPTER.8

CHAPTER.9

装着時の
チェック
ポイント

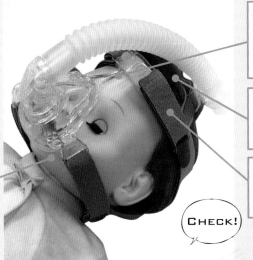

☑ 額当ての角度をつけすぎて額当ての角が当たらないように注意しましょう。

☑ 頭頂部のヘッドギアの長さも均等になっているか確認しましょう。

☑ 皮膚への強い圧迫がないか確認しましょう。

☑ ヘッドギアは上下が平行になるよう装着しましょう。

CHECK!

仕様

リユーザブル
※同一患者の使用に限る（複数の患者間での再使用禁止）

形状
Over the Nose

酸素・圧ポート
なし

呼気ポート
あり

窒息防止弁
あり

ストラップの固定方法
クリップ

クッションの素材
シリコーン

滅菌消毒方法
☒ エチレンオキサイドガス
☒ オートクレーブ
☒ プラズマ
☒ ホルムアルデヒド
※過酢酸0.15%溶液、オルトフタルアルデヒド製剤0.55%溶液、グルタルアルデヒド3.4%溶液

マスクサイズゲージ
あり

マスク選びの
参考に！

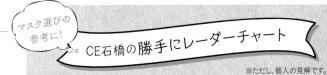

CE石橋の勝手にレーダーチャート

※ただし、個人の見解です。

総合評価	貴重な小児用フルフェイスマスク

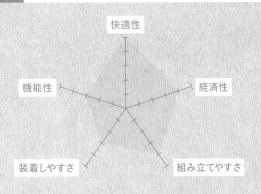

快適性

機能性

経済性

装着しやすさ

組み立てやすさ

　小児用のマスクは種類が少なく非常に貴重です。成人用のネーザルマスクを代替として用いられることが多い中、小児用として販売されているフルフェイスマスクです。やはり成人用ネーザルマスクで代替する場合は重量が気になりますが、こちらは非常にコンパクトに作られています。額当ての高さ調整ができるのも◯！

　小児専用のフルフェイスマスクの中でも小さめで、必ずおさえておきたい逸品です。

現役臨床工学技士が開発中のNPPV専用マスク『javala mask』

　ここで、株式会社iDeviceのNPPV専用マスク『javala mask』をご紹介します。このマスクを開発した代表取締役の木戸悠人氏は、なんと現役の臨床工学技士です。

　2016年5月、木戸氏はNPPVマスクの圧による皮膚損傷を予防するため蛇腹構造のマスクを発案し、これを製品化するための活動の最中、VRリハビリテーション機器などの製品開発を行っている株式会社mediVRの代表取締役　原　正彦氏との出会いにより、本格的に開発を進めることとなりました。

　javala maskはその名のとおり、クッション部分が多層蛇腹構造で、柔軟性に富んだ構造になっています。私も実際に試作品を装着してみましたが、たしかに顔のどの部分にも柔らかくフィットしました。構造からはやや重い印象を受けましたが、これから素材を厳選して改善していくとのこと。正直、同じ臨床工学技士としてこれは期待せずにはいられません。

　現在は成人用のみですが、ゆくゆくは小児用や新生児用も展開していく予定だそうです。特に骨が柔らかい新生児や乳幼児は、NPPVマスクの長期使用による骨格への影響も無視できないので、圧力が掛からずにフィットするマスクの開発は必須です。2021年中の販売開始を目指しており、期待が高まります。

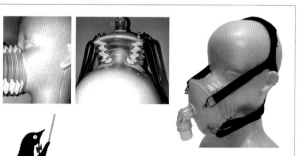

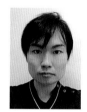

開発者の木戸悠人氏
（株式会社 iDevice
代表取締役）。

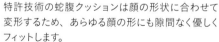

特許技術の蛇腹クッションは顔の形状に合わせて変形するため、あらゆる顔の形にも隙間なく優しくフィットします。

トータルフェイスマスク

CHAPTER. **3**

基本構造とマスクフィッティング

・トータルフェイスマスクの構造の特徴

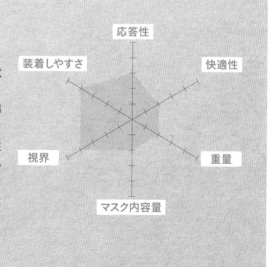

クッション

マスクによる圧力を軽減
します。
シリコン・ジェルなどの
素材があります。

安全弁

NPPV 使用中は陽圧に
より閉じていますが、
NPPV が停止すると安全
弁が開放されることで呼
吸を行うことができます。

呼気ポート
(エクスハレーションポート)

呼気を排出するためのポートです。
NPPV の陽圧に応じて意図的に
リークを発生させます。

エルボー

マスクと回路を接続
するパーツです。
エルボーが回転する
ことでマスクにかか
る負担を軽減します。

画像提供／(株) フィリップス・ジャパン

総評

トータルフェイスマスク

○ マスクで顔全体を覆うため、顔の形状
を問わず使用が可能です。

○ 救急室や集中治療室などでの緊急導
入の際に有用です。

○ マスク内の死腔容量が大きく、応答性
の低下や再呼吸の増加が問題点とし
て挙げられます。

○ マスクの形状が日本人向きではないた
め前額部が浮きやすく、リークが起こり
やすいです。

○ 基本的に慢性期では用いられません。

応答性 / 装着しやすさ / 快適性 / 視界 / 重量 / マスク内容量

装着方法（臥位）

① ▶ ヘッドギアの準備

○ ヘッドギアは事前に頭の下に敷いておきます。

○ このときにヘッドギアの中心と頭の中心がずれると、後のマスクフィッティングが難しくなります。

○ ヘッドギアの上下・裏表に注意しましょう。

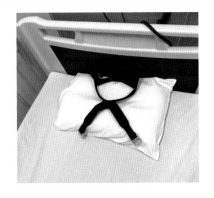

② ▶ マスクフィット

○ ヘッドギアの中心と患者の頭の中央がずれないよう注意しましょう。

○ ヘッドギアのストラップは最大まで緩めておきます。

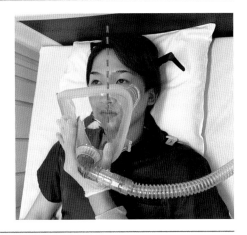

③ ▶ 仮装着

○ 上部のヘッドギアを仮装着します。

○ まだ仮装着なので緩めに固定します。

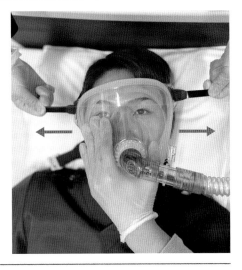

CHAPTER.1
CHAPTER.2
CHAPTER.3
CHAPTER.4
CHAPTER.5
CHAPTER.6
CHAPTER.7
CHAPTER.8
CHAPTER.9

④ 下部ヘッドギアの調整

○ 下部ヘッドギアのストラップを左右均等に引っ張ります。

○ マスクからのリークが最も減少するところで面ファスナーを固定します。

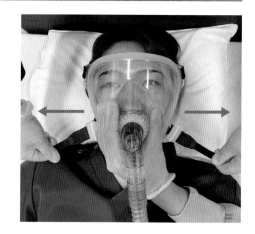

○ トータルフェイスマスクは構造上、額の部分に隙間を生じやすいため、隙間ができていないか確認しましょう。

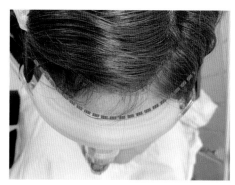

○ 褥瘡好発部位

マスクによる接触

トータルフェイスマスクは突出した部位へ接触することはありませんが、額からのリークを抑えようとしてマスクを押し付けると、頬骨部周辺に圧力がかかるため注意が必要です。

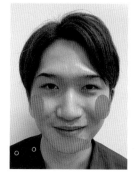
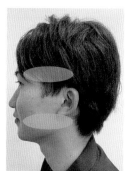

ヘッドギアによる接触

ヘッドギアは柔らかい布でできていますが、低栄養状態や導入直後では摩擦による褥瘡が発生することがあります。
ヘッドギアが耳に当たり続けると発生頻度が上昇します。

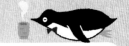

勝手にちょっとコラム

クッション性が高いほど良いマスク？

　NPPVマスクは、酸素マスクと比べると圧倒的に顔に掛かる圧力が高くなります。そのためクッション性が必要なのはもちろんですが、だったら「クッション性が高ければ高いほど良いのか？」と問われると、必ずしもそうとは言えません。「クッション性が高い＝変形しやすい」ということでもあるため、つまり簡単に変形して圧力が逃げてしまい、応答性が低下することもあります。

　また、最近のマスクはただクッションを柔らかい素材にするのではなく、形状を立体的にすることでフィット性能を高めています。クッション性は低くても顔の形状にピッタリ合っていれば、圧力は分散されるので褥瘡をつくる原因になりにくいということですね。

Respironics, Inc.

パフォーマックス トータルフェイスマスク

| 販売 | ●(株)フィリップス・ジャパン ●フクダ電子(株) ●チェスト(株) | 価格 | ●S & Lサイズ(10個入):84,000 円(税別) ●XLサイズおよび小児用サイズ(5個入): 42,000 円(税別) |

急性期

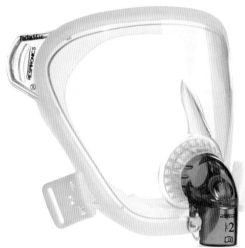

資料提供／(株)フィリップス・ジャパン

| オレンジ:EE(呼気ポート・窒息防止弁付き) |
| 青:SE(呼気ポート・窒息防止弁なし) |

＼オススメPoint／

○鼻梁部など褥瘡頻発部位に接触しません。

○オプションで気管支鏡用のエルボーを装着すれば2～6 mm径の気管支鏡が使用できます。

○顔の形状をあまり選ばないため緊急時でも装着が容易です。

○呼気ポートの有無は選択可能。

サイズ展開	小児用:XXS	小児用:XS	S	L	XL
対象	1歳および7 kg以上		7歳および20 kg以上	30 kg以上	成人
重さ	約130 g	約130 g	約190 g	約220 g	約220 g
マスク内容量	350 mL以下	350 mL以下	1,550 mL以下	1,550 mL以下	1,550 mL以下
型番	EEタイプ: 1083148	EEタイプ: 1083147	EEタイプ: 1080100 SEタイプ: 1080102	EEタイプ: 1080099 SEタイプ: 1080101	EEタイプ: 1094927 SEタイプ: 1094958

※重さは実測値(筆者測定)

CHAPTER.1
CHAPTER.2
CHAPTER.3
CHAPTER.4
CHAPTER.5
CHAPTER.6
CHAPTER.7
CHAPTER.8
CHAPTER.9

装着時の
チェック
ポイント

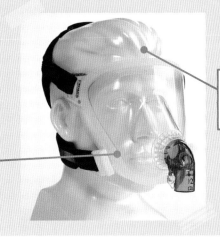

CHECK!

☑ 前額部はすき間ができやす
く、リークの原因となりや
すいです。

☑ マスクから口
がはみ出して
いないか注意
しましょう。

仕様

ディスポーザブル

形状

—

酸素・圧ポート

あり

呼気ポート

EEタイプ：あり

SEタイプ：なし

※小児用はEEタイプのみ

窒息防止弁

EEタイプ：あり

SEタイプ：なし

※小児用はEEタイプのみ

ストラップの固定方法

クリップ

クッションの素材

シリコーン

（メイン素材：シリコーン、ポリ

カーボネイト）

滅菌消毒方法

☒ **エチレンオキサイドガス**

☒ **オートクレーブ**

☒ **プラズマ**

☒ **ホルムアルデヒド**

マスクサイズゲージ

あり

マスク選びの
参考に！

CE石橋の勝手にレーダーチャート

※ただし、個人の見解です。

| 総合評価 | トータルフェイスマスクの代表作、というかほぼ代名詞！ |

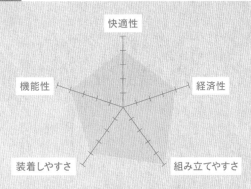

快適性

機能性

経済性

装着しやすさ

組み立てやすさ

　小児から成人までサイズバリエーションが幅広くライ
ンナップされています。何より顔の形状を選ばずに装着
できる点はとてもすばらしいです。NPPVの緊急導入を行
う可能性がある救急室やICUなどでは、必ず一つは準備
しておきましょう。意外と知られていませんが、エルボー
は呼気ポートの有無や気管支ファイバー用などさまざま
な種類があり、用途によって付け替え可能です。

　形状が欧米人向けのため、平坦な顔の日本人では額
に隙間ができやすいのが残念。日本人向けの形状もぜ
ひ出てほしいです。

ドレーゲルジャパン(株)

ClassicStar NIV トータルフェイスマスク

販売 ●ドレーゲルジャパン(株) **価格** ●13,000 円(税別)

⑧オススメPoint⑧

○ 鼻梁部など褥瘡頻発部位に接触しません。

○ マスクの接触面積が広いため圧を分散しやすい構造になっています。

○ 付属のポンプボールを使ってエアクッションの硬さを自由に調整できます。

○ エアクッションは透明度が高いため、皮膚の圧迫調整が行いやすくなっています。

急性期 病棟

資料提供／ドレーゲルジャパン(株)

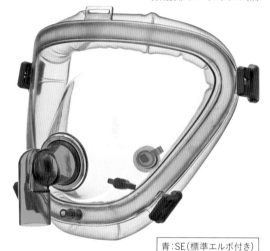

青：SE(標準エルボ付き)

透明：AAV(窒息防止弁付き)

黄：AAV(窒息防止弁付き／呼気ポートなし)

サイズ展開	S		M		L	
	AAVタイプ	SEタイプ	AAVタイプ	SEタイプ	AAVタイプ	SEタイプ
対象	成人					
重さ	116 g	116 g	116 g	116 g	116 g	116 g
マスク内容量	380 mL	389 mL	540 mL	549 mL	551 mL	560 mL
型番	呼気ポートあり：MP02913 呼気ポートなし：MP02916	MP02910	呼気ポートあり：MP02914 呼気ポートなし：MP02917	MP02911	呼気ポートあり：MP02915 呼気ポートなし：MP02918	MP02912

CHAPTER.1
CHAPTER.2
CHAPTER.3
CHAPTER.4
CHAPTER.5
CHAPTER.6
CHAPTER.7
CHAPTER.8
CHAPTER.9

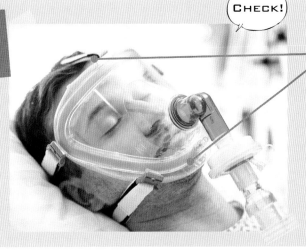

装着時のチェックポイント

CHECK!

☐ エア充填クッションの圧力は皮膚の色を見て調整しましょう。

仕様

ディスポーザブル

形状

―

酸素・圧ポート

あり（2カ所）

呼気ポート

AAVタイプ：あり／なし
SEタイプ：なし

窒息防止弁

AAVタイプ：あり
SEタイプ：なし

ストラップの固定方法

クリップ

クッションの素材

複数素材の組み合わせ
（メイン素材：ポリ塩化ビニル）

滅菌消毒方法

☒ エチレンオキサイドガス
☒ オートクレーブ
☒ プラズマ
☒ ホルムアルデヒド

マスクサイズゲージ

あり

マスク選びの参考に！

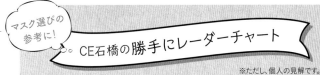

CE石橋の勝手にレーダーチャート

※ただし、個人の見解です。

総合評価　ポンプボールをなくさないように気をつけよう！

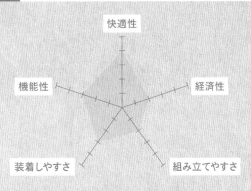

レーダーチャート項目：快適性、経済性、組み立てやすさ、装着しやすさ、機能性

　最近では非常に珍しいエア充填式クッションで、クッションに空気を入れて膨らませて使います。空気の充填度合いを調節して、過剰な圧力を掛けずにフィットできるのがポイントです。本来このタイプは緊急導入時に用いられることが多いですが、専用の空気入れ（ポンプボール）が若干使いにくく、緊急時は急いで膨らませる必要があるのが残念です。しかし、選択の幅が狭いトータルフェイスマスクでは貴重なバリエーションと言えます。装着時は皮膚の色を見ながらクッション内圧を上げていきましょう。ポンプボールなしではクッションが調整できないため、紛失に注意しましょう。

イワキ(株)

Neo トータルフェイスマスク

販売	●イワキ(株)
	●フクダ電子(株)
	●チェスト(株)

価格	●20,000 円(税別)

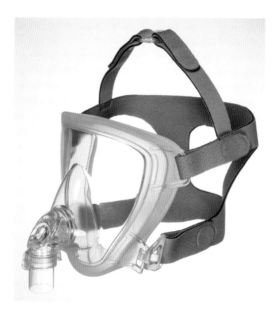

資料提供／イワキ(株)

＼オススメPoint／

○ 小児専用のトータルフェイスマスクです。

○ 経鼻胃管用のサンプリングポートが付いています。

○ 前頭部の形状をフラットにすることでリークを減らしてくれます。

○ 頭部にはマスクの形状を保持する加工が施されています。

サイズ展開	スモール　呼気ポート付き
対象	小児
重さ	108.65 g
マスク内容量	約354 mL
型番	1595945(13843)

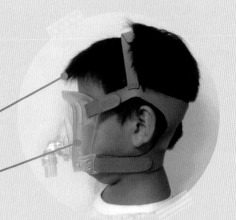

装着時の
チェック
ポイント

☑ マスクが目にかからないよう サイズを確認しましょう。

☑ ヘッドギアが耳にかからないよう にしましょう。

仕様

リユーザブル
※同一患者の使用に限る（複数
の患者間での再使用禁止）

形状

—

酸素・圧ポート

あり（2カ所）

呼気ポート

あり

窒息防止弁

あり

ストラップの固定方法

マスク下部：クリップ
**マスク上部：ホール（穴にスト
ラップを通すタイプ）**

クッションの素材

シリコン

滅菌消毒方法

☒ エチレンオキサイドガス
◉ オートクレーブ（121℃、15分）
☒ プラズマ
☒ ホルムアルデヒド
その他：グルタルアルデヒド2%
溶液

マスクサイズゲージ

なし

マスク選びの
参考に！

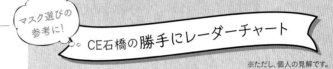

◦ CE石橋の勝手にレーダーチャート

※ただし、個人の見解です。

総合評価	小児専用のトータルフェイスマスク

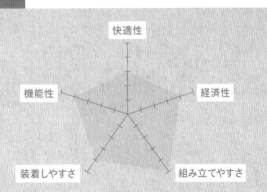

　ヘッドギアの頭頂部にもストラップがあり、よりマスク
がずれにくくなっています。また、頭部の形状保持加工
や、アジア人向けにややフラットな構造に作られている
点もポイントです。

　トータルフェイスマスク自体の種類が少ないため、小
児用マスクのバリエーションとして揃えておくのも良いで
しょう。現在はまだ小児用のみですが、今後のラインナッ
プの追加に期待しましょう。

勝手にちょっとコラム

新生児や乳幼児のマスク選択の最適解は？

　新生児や乳幼児にNPPVを導入するとき、私の施設では10種類以上のマスクを揃えています。なぜかと問われると、新生児や乳幼児は幅が広すぎて決められないというのが正直なところです。昔は本当に種類がなく、選択肢がありませんでした。賛否両論あるかもしれませんが、新生児・乳幼児はとにかくいろんなマスクを持っていって合うものを探す。これが私の最適解です。

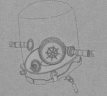

ヘルメット型マスク

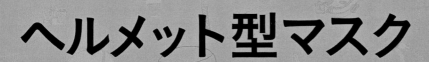

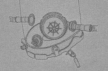

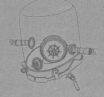

CHAPTER. 4

基本構造とマスクフィッティング

・ヘルメット型マスクの構造の特徴

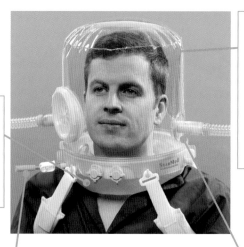

マスク

頭全体を覆い圧力を逃さないヘルメット型です。ポリ塩化ビニールでとても柔らかい素材です。
マスク内容量が非常に大きいため、自発呼吸が NPPV に伝わりにくいのが難点です。

膨張式クッション

首からのリークを防ぐためのクッションです。付属のポンプを用いて膨らませます。

空気注入ライン

膨張式クッションを膨らませるためのラインです。

安全弁

NPPV 使用中は陽圧により閉じていますが、NPPV が停止すると安全弁が開放されることで呼吸を行うことができます。

画像提供／Intersurgical Ltd.

総評

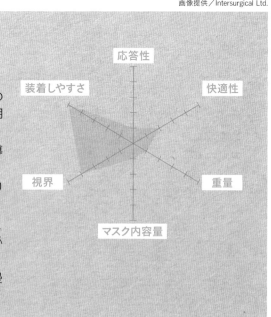

ヘルメット型マスク

- 頭全体をマスクに挿入するため、顔の形状や外傷の有無などを問わず使用が可能です。
- 救急室や集中治療室などでの緊急導入の際に有用です。
- フィッティングが困難な新生児用もあります。
- マスク内の死腔容量が非常に大きく、応答性の低下や再呼吸量の増加が必発します。
- 応答性や快適性が重視されるような慢性期では用いられません。

応答性／装着しやすさ／快適性／視界／重量／マスク内容量

・各パーツの名称と役割

患者アクセスポート＋セーフティーバルブ

処置を行う際はここを取り外します。
NPPV からの換気停止時はセーフティーバルブが開いて呼吸を行うことができます。

インレットコネクター

吸気回路を接続します。

カラー

首周りをシールするため、薄いシリコンの膜でできています。

ポンプ

膨張式クッションを膨らませるポンプです。

アウトレットコネクター

呼気回路または PEEP バルブを接続します。

プローブ・カテーテル用アクセスポート

カテーテルなどのルート類はここから挿入します。

膨張式クッション

ネックリング

膨張式クッションを固定するリングです。

空気注入ライン

膨張式クッションの空気はここから注入します。

クッションファスナー

フックに膨張式クッションを固定するための穴です。

空気注入ライン固定位置

膨張式クッションの空気注入ラインを固定します。

◉**ネックリングファスナー（4カ所）**

ネックリングをフックに固定する器具です。

◉**フック**

装着時にクッションやネックリングをフックに留めて固定します。背面にもあります。

CHAPTER.1
CHAPTER.2
CHAPTER.3
CHAPTER.4
CHAPTER.5
CHAPTER.6
CHAPTER.7
CHAPTER.8
CHAPTER.9

装着方法(坐位)

① ヘルメット型マスクの準備

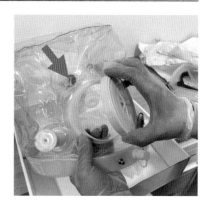

- 箱から取り出します。開封直後はヘルメットが潰れているので、頭を入れやすいように形をある程度整えましょう。

- NPPV で換気を開始するまでの間、患者が呼吸できるように患者アクセスポートを外しておきます。

  ※初回使用時、患者アクセスポートは非常に硬く外れにくくなっています。

② カラーを広げる

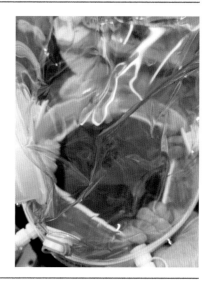

- スタッフ 2 名でマスク下部の黄色いリングを引っ張って広げます。

- このとき、カラーを十分に広げておかないと患者の顔に当たって入らないので注意しましょう。

- カラー自体は非常に柔軟性があるため、強く引っ張っても問題ありません。

③ ヘルメットの装着

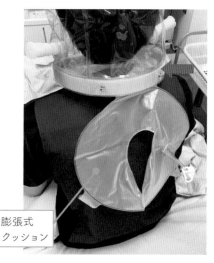

- カラーを十分広げた状態で頭を挿入し、カラーが首の高さにくるよう調整します。

- 膨張式クッションを背中側に垂らします。

膨張式
クッション

④ 膨張式クッションを固定する

○ 背中に垂らしておいた膨張式クッション
を首周りに配置し、クッションファスナー
をフックに通して固定します。

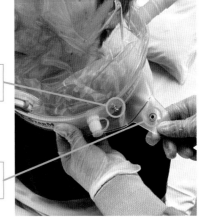

フック
（正面）

クッション
ファスナー

⑤ ネックリングの装着

○ ネックリングを開き、膨張式クッ
ションの下から首周りに配置しま
す。ネックリングの「FRONT」の
文字が正面になるようにします。

○ このとき、空気注入ラインはネッ
クリングの下を通るようにしましょ
う。

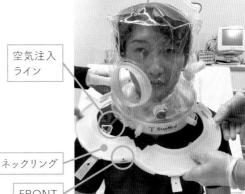

空気注入
ライン

ネックリング

FRONT

○ ネックリングファスナーとフックを
合計4カ所留めて固定します。

○ ネックリングファスナーはやや固
いため、しっかりと引っ張って固
定しましょう。

○ 正面のフックはクッションファス
ナーとネックリングファスナーを
重ねて留めます。

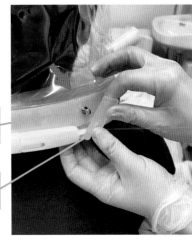

フック
（背面）

ネックリング
ファスナー

6 空気注入ラインの固定

◯膨張式クッションの空気注入ラインをネックリングの下に通し、ネックリングに固定します。

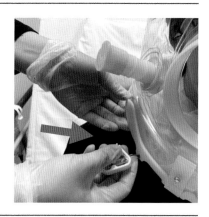

7 膨張式クッションへ空気を注入

◯空気注入ラインの先端にポンプを装着し、膨張式クッションに空気を注入します。

◯クッションが十分膨らんだら空気注入ラインのクランプを閉じてポンプを外します。

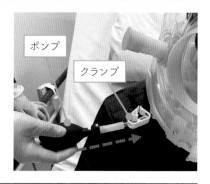

ポンプ

クランプ

8 セーフティーバルブの装着

◯セーフティーバルブと患者アクセスポートをヘルメットに装着します。

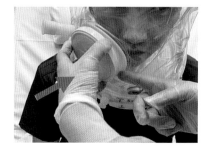

9 換気の開始

◯インレットコネクターに回路を装着し、NPPV から換気を開始します。

◯マスク内圧が 2 cmH$_2$O 未満ではセーフティーバルブが開いてしまい、圧がかかりません。

◯セーフティーバルブから空気が漏れる場合は、セーフティーバルブのノブを引っ張ってバルブを閉じるとヘルメットが膨らみます。

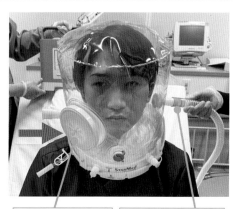

セーフティーバルブ　　インレットコネクター

Intersurgical Ltd.

STARMED キャスターR ネクスト

(販売) ●日本メディカルネクスト(株)　　●チェスト(株)　　　　(価格) ●29,800 円(税別)

資料提供／Intersurgical Ltd.

急性期　病棟

装着時の
チェック
ポイント

☑ 首周りのサイズを測定して最適な
サイズを選択しましょう。

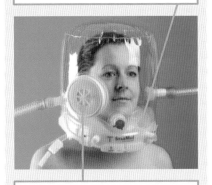

☑ キャップや接続に緩みがないか
観察しましょう。

\オススメPoint/

○ 顔の形状や外傷などを問わずに装着できます。

○ カテーテルを通すアクセスポートや処置を行うための
患者アクセスポートなどの機能がたくさん搭載されて
います。

○ サイズ展開が多く、CPAP用であれば3 kgから使用で
きます。

仕様	ディスポーザブル
形状	その他（頭全体を覆う）
酸素・圧ポート	あり（モデルにより異なる）
呼気ポート	あり（付属のキャップで調節可能）
窒息防止弁	あり
ストラップの固定方法	ホール（穴にストラップを通すタイプ）
クッションの素材	ポリウレタン
滅菌消毒方法	☒ エチレンオキサイドガス ☒ オートクレーブ　☒ プラズマ ☒ ホルムアルデヒド　その他（未滅菌）

サイズ展開	XS	S	M	L	XL
対象 （首周りサイズ）	成人				
	(17〜27 cm)	(27〜34 cm)	(34〜41 cm)	(40〜47 cm)	(45〜52 cm)
重さ	342 g	363 g	363 g	363 g	363 g
マスク内容量	11 L	11 L	11 L	11 L	11 L
型番	CP211XS/2RJ	CP211S/2RJ	CP211M/2RJ	CP211L/2RJ	CP211XL/2RJ

※重さは実測値

マスク選びの
参考に！

°。CE石橋の 勝手にレーダーチャート

※ただし、個人の見解です。

総合
評価　脇ベルトなしのヘルメット型マスク

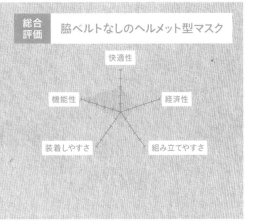

快適性
機能性
経済性
装着しやすさ
組み立てやすさ

頭部を包み込むヘルメット型マスクで、固定ベル
トが不要なタイプです。装着するときは二人がかり
で行う必要があります。装着手順が複雑で工程も
多くなかなか大変ですが、顔の形状を問わずに装
着できるのが良い点です。レスポンスの悪さや死腔
換気量の多さといったデメリットはあるものの、適
切な症例に用途を絞ればやはり必須です。また現
在は、横隔膜の興奮を検知する「NAVA」と呼ばれ
るテクノロジーを併用したNIV-NAVAが注目されて
います。

Intersurgical Ltd.

STARMED キャスターR アップ

(販売) ●日本メディカルネクスト(株)　●チェスト(株)　(価格) ●32,000 円(税別)

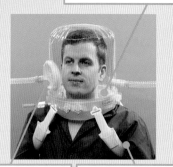

装着時の
チェック
ポイント

☑ 首周りのサイズを
測定して最適な
サイズを選択しま
しょう。

資料提供／Intersurgical Ltd.

急性期　病　棟

\\オススメPoint//

○ 顔の形状や外傷などを問わずに装着できます。

○ カテーテルを通すアクセスポートや処置を行うための患者
アクセスポートなどの機能がたくさん搭載されています。

○ サイズ展開が多く、CPAP用であれば3kgから使用できます。

○ フードの構造が変更され、従来製品と比較して装着方法が
非常に簡単になりました。

☑ キャップや
接続に緩
みがない
か観察し
ましょう。

☑ 腋窩動脈の血
流不全がない
か上肢の冷感
やしびれを観
察しましょう。

仕様	ディスポーザブル
形状	その他(頭全体を覆う)
酸素・圧ポート	あり(モデルにより異なる)
呼気ポート	あり(付属のキャップで調節可能)
窒息防止弁	あり
ストラップの固定方法	ホール(穴にストラップを通すタイプ)
クッションの素材	ポリウレタン
滅菌消毒方法	☒ エチレンオキサイドガス ☒ オートクレーブ　☒ プラズマ ☒ ホルムアルデヒド　その他(未滅菌)

サイズ展開	小児用	XS	S	M	L	XL
対象 (首周りサイズ)	小児 (体重15 kg以上)	成人				
		(17〜27 cm)	(27〜34 cm)	(34〜41 cm)	(40〜47 cm)	(45〜52 cm)
重さ	295 g	342 g	363 g	363 g	363 g	363 g
マスク内容量	8 L	16 L	16 L	16 L	16 L	16 L
型番	CA022LPED/2RJ	CA022XS/2RJ	CA022S/2RJ	CA022M/2RJ	CA022L/2RJ	CA022XL/2RJ

※重さは実測値

マスク選びの
参考に!

CE石橋の 勝手にレーダーチャート

※ただし、個人の見解です。

キャスターRネクストの後継品です。キャスターR
ネクストでは廃止された固定ベルトが復活しまし
た。ヘルメットを固定する方法が、先にネックリング
を装着してからフードを装着する手順に変更され
たことで、以前よりも遥かに装着の難易度が緩和さ
れました。ただし、固定バンドによる腋窩動脈の血
流障害に注意が必要です。

総合
評価

新しくなって
装着方法がかなり楽になりました

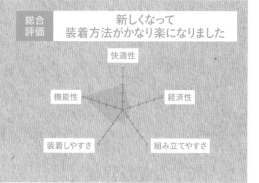

快適性

機能性　経済性

装着しやすさ　組み立てやすさ

ネーザルマスク

基本構造とマスクフィッティング

ネーザルマスクの構造の特徴

呼気ポート
(エクスハレーションポート)

呼気を排出するためのポートです。
NPPVの陽圧に応じて意図的に
リークを発生させます。

額当て

上部のヘッドギアを固定します。
アジャスター付きであれば高さの調
整が可能なため、鼻根部にかかる
圧力を軽減することができます。

エルボー

マスクと回路を接続
するパーツです。エ
ルボーが回転するこ
とでマスクにかかる
負担を軽減します。

クッション

マスクによる圧力を
軽減します。シリコ
ン・ジェル・布などの
素材があります。

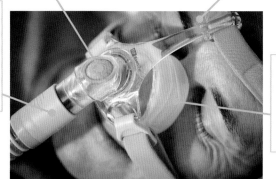

画像提供／フィッシャー＆パイケル ヘルスケア（株）

総評

ネーザルマスク

- 死腔容量が少なく、再呼吸を起こしに
くいです。
- 最近では額当てのないタイプが主流と
なりつつあります。
- 頻繁に開口する患者の場合はリークが
発生しやすく、NPPVの動作不良の原因
となります。
- 軽量なので日常使用において負担が少
ないです。
- 慢性期から在宅管理など病状が安定
している患者が主な対象となります。

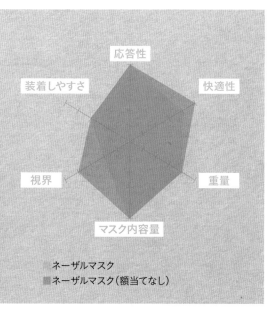

ネーザルマスク
ネーザルマスク（額当てなし）

・装着方法（坐位）

1 マスクの準備

○ 坐位で装着する場合、上部ヘッドギアはあらかじめマスクに装着しておきます。

○ このとき、ヘッドギアのストラップは最大まで緩めておきます。

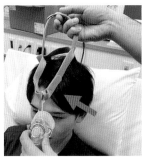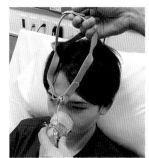

2 マスクフィット

○ 先にマスクを顔に当ててからヘッドギアを被せます。ヘッドギアを先に装着すると顔にマスクが当たってしまいます。

3 下部・上部のヘッドギア調整

○ 下部ヘッドギアのストラップ（①）を左右に均等に引っ張り、マスクからのリークが最も減少したところで面ファスナーを固定します。

○ 上部ヘッドギア（②）も同様に固定します。

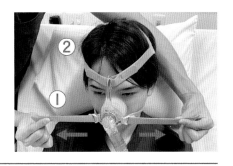

○ 褥瘡好発部位

額当てによる接触
額当てで強く圧迫することで発生します。特に額当てを倒すタイプでは角度をつけ過ぎると発生しやすくなります。

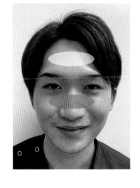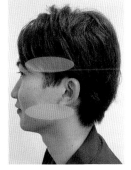

マスクによる接触
特に顔の中で最も突出した鼻根部は褥瘡の好発部位です。鼻根部に接触しないピロータイプがあります。

ヘッドギアによる接触
ヘッドギアは柔らかい布でできていますが、低栄養状態や導入直後では摩擦による褥瘡が発生することがあります。ヘッドギアが耳に当たり続けると発生頻度が上昇します。

Respironics, Inc.

ウィスプ ネーザルマスク

販売 ● (株)フィリップス・ジャパン
● 帝人ファーマ(株)
● フクダ電子(株)
● チェスト(株)

価格 ● 26,000 円(税別)

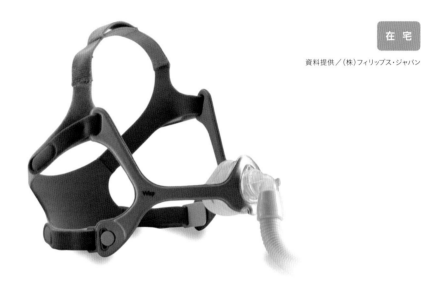

在宅

資料提供／(株)フィリップス・ジャパン

＼オススメPoint／

◯ 日本人の3Dスキャンデータをもとに作られた日本人のためのマスク。

◯ 肌触りの良い布製フレームだけでなく、オプションで消毒可能なシリコン製フレームも選択できます。

◯ 従来のマスクと接触部位が異なるため、皮膚トラブル時の代替用としても使えます。

サイズ展開	S/M	MW	L	XL
対象	成人			
重さ	約100 g	約100 g	約100 g	約100 g
マスク内容量	49 mL	61 mL	73 mL	85 mL
型番	1110410	1118712	1110411	1116388

※重さは実測値(筆者測定)

装着時のチェックポイント

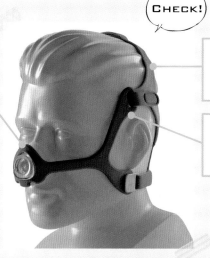

CHECK!

☑ マスクは押さえすぎないようにクッション性を保ちましょう。

☑ ヘッドギアは後頭部を包むイメージで装着しましょう。

☑ マスクフレームが耳に接触しないように注意しましょう。

仕様

リユーザブル

形状

Over the noseタイプ

酸素・圧ポート

なし

呼気ポート

あり

窒息防止弁

なし

ストラップの固定方法

マグネット

クッションの素材

シリコーン

滅菌消毒方法

❌ エチレンオキサイドガス
❌ オートクレーブ（熱水消毒可）
➖ プラズマ
❌ ホルムアルデヒド

マスクサイズゲージ

あり

マスク選びの参考に！

CE石橋の勝手にレーダーチャート

※ただし、個人の見解です。

総合評価　とってもコンパクトなマスクが特徴的

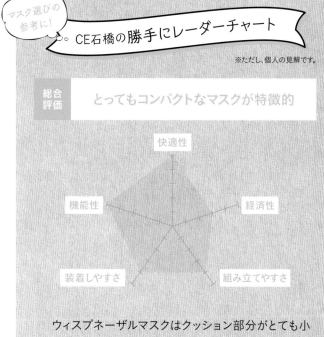

快適性

機能性　　　　経済性

装着しやすさ　　組み立てやすさ

　ウィスプネーザルマスクはクッション部分がとても小さく、従来のマスクと接触部が異なるため、マスクによる皮膚トラブル発生時の代替用としても有用です。

　マスクフレームは肌触りの良い布製、または消毒対応のシリコン製から選べます。耳に当たらないよう配慮されたヘッドギアも◯。ストラップ固定部はマグネットタイプでピンがしっかりとはまるのでずれません。

Respironics, Inc.

ウィスプ小児用ネーザルマスク

販売 ●(株)フィリップス・ジャパン　　価格 ●26,000 円(税別)
　　　●チェスト(株)

在宅

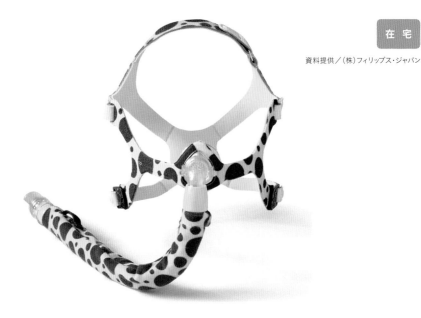

資料提供／(株)フィリップス・ジャパン

＼オススメPoint／

○ クッションに搭載されたリーク補正ダイヤルを回すことで空気漏れの調整が可能。

○ 治療に対する恐怖心に配慮したキリン柄ヘッドギアとチューブカバーがかわいいです。

サイズ展開	S	M	L
対象	乳幼児		
	小児		
重さ	約190 g	約190 g	約190 g
マスク内容量	150 mL以下	150 mL以下	150 mL以下
型番	1104965		

※重さは実測値(筆者測定)

メディカ出版の おススメ！

6 2021

▶新刊　看護管理　　　　　　　　　　　　　　　　　**オールカラー**

医療安全モニタリングの 新しい視覚化アプローチ
医療安全ピラミッドモデル・理論によるグラフ分析

効率的なインシデント・アクシデント情報の集積、医療安全レベルのモニタリングができる"医療安全ピラミッド理論"を解説した一冊。

新理論に基づく医療安全管理が実践できる

■ 関田 康廣 編著

●定価3,080円（本体＋税10%）●B5判 ●200頁 ●ISBN978-4-8404-7267-8

▶新刊　救急看護　　　　　　　　　　　　　　　　　**オールカラー**

Emer-Log 2021年春季増刊
救急の検査値これだけBOOK
ディクショナリーで基礎固め、ケーススタディでトレーニング

Part 1で検査値の解釈に必要な基礎知識を、Part 2のケーススタディで検査の選択、結果の解釈までを理解できる！

新型コロナウイルスに対応した検査方法のWeb動画つき

■ 鈴木 裕之 編集

●定価3,520円（本体＋税10%）●B5判 ●176頁 ●ISBN978-4-8404-7338-5

▶新刊　循環器　　　　　　　　　　　　　　　　　　**オールカラー**

ハートナーシング2021年春季増刊
どう関係する？ 心疾患×他臓器 （肺・脳・腎臓・消化器）の病態生理

心疾患と併存症が影響し合う36の事例から、「心疾患と治療×他臓器の関係」「心疾患の併存で危険な患者」を豊富なイラストで解説！

心疾患と併存症の関係がビジュアルでわかる

■ 木原 康樹 編集

●定価4,400円（本体＋税10%）●B5判 ●232頁 ●ISBN978-4-8404-7330-9

※消費税はお申し込み・ご購入時点での税率が適用となります。

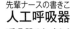

プリセプター&新人を迎える病棟スタッフ必読！

脳・神経
オールカラー

ブレインナーシング2018年春季増刊
脳神経疾患病棟
新人ナースがかならず
ぶつかるギモンQ&A190
新人・後輩指導に役立つ!

■日本脳神経看護研究学会 監修
◉定価4,400円(本体＋税10%) ●B5判 ●272頁
◉ISBN978-4-8404-6239-6

図解で驚くほどわかる！必須&最新術式

消化器
オールカラー

消化器外科ナーシング2018年秋季増刊
手術の流れからケアのなぜ?が
見える!わかる!
消化器外科
50の術式別術後ケア
イラストブック

■馬場 秀夫 監修
◉定価4,400円(本体＋税10%) ●B5判 ●256頁
◉ISBN978-4-8404-6351-5

患者サポートの視点で頻出レジメンを理解！

がん看護・ターミナルケア
オールカラー

YORi-SOUがんナーシング2018年増刊
治療も仕事もサポートします!
まるごと副作用ケア
がん化学療法のレジメン44
やさしくまなべるBOOK

■岡元 るみ子 監修
◉定価4,400円(本体＋税10%) ●B5判 ●248頁
◉ISBN978-4-8404-6556-4

糖尿病看護ビギナーに必須の知識を凝縮！

糖尿病
オールカラー

カラービジュアルで見てわかる!
はじめての糖尿病看護

■石本 香好子 編著
◉定価2,860円(本体＋税10%) ●B5判 ●144頁
◉ISBN978-4-8404-6155-9

薬の飲みかたQ&Aミニブック付き

透析
オールカラー

透析ケア2020年夏季増刊
患者が服薬指導に使える
418製剤の要点ぎゅっ!
透析患者の薬
ちゃちゃっとガイド

■浦田 元樹／陳尾 祐介 編集
◉定価4,400円(本体＋税10%) ●B5判 ●296頁
◉ISBN978-4-8404-7040-7

月齢ごとの発達チャートつき

小児看護
オールカラー

ママ&パパと医療者のための
月齢別 発達が気になる子どもの
早期療育・育児支援ガイドブック
生まれてから6歳までの
おうちでできる療育ヒント集

■岩井 正憲 編集
熊本POSC療育支援チーム 著
◉定価2,860円(本体＋税10%) ●B5判 ●152頁
◉ISBN978-4-8404-6876-3

手技やケアを写真でビジュアル解説

助産
オールカラー

ペリネイタルケア2018年新春増刊
術前・術中・術後のアセスメント&
ケアを時系列で網羅!
帝王切開バイブル

■村越 毅 編著
◉定価4,400円(本体＋税10%) ●B5判 ●248頁
◉ISBN978-4-8404-6225-9

人間関係のストレスは2つのシップで解決！

看護技術

Smart nurse Books 25
ナビトレ 人間関係力アップ!
メンバーシップ&リーダーシップマインド
超入門

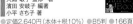

■大島 敏子 監修・著
濱田 安岐子 編著
小平 さち子 著
◉定価2,640円(本体＋税10%) ●B5判 ●166頁
◉ISBN978-4-8404-5446-9

装着時の
チェック
ポイント

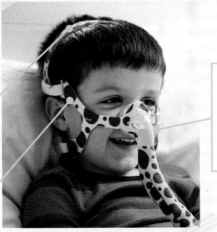

CHECK!

☑ ヘッドギアは後頭部を
包むイメージで装着し
ましょう。

☑ マスクフレームが耳に
接触しないように注意
しましょう。

☑ リーク補正ダイヤルは
最初は下向きにします。
使用中にリークが発生
した場合は左右に動か
してリークを調整しま
す。

仕様
リユーザブル

形状
Over the noseタイプ

酸素・圧ポート
なし

呼気ポート
あり

窒息防止弁
なし

ストラップの固定方法
クリップ

クッションの素材
複数素材の組み合わせ
（メイン素材：シリコーン）

滅菌消毒方法
☒ **エチレンオキサイドガス**
☒ **オートクレーブ（熱水消毒可）**
― **プラズマ**
☒ **ホルムアルデヒド**

マスクサイズゲージ
あり

マスク選びの
参考に！

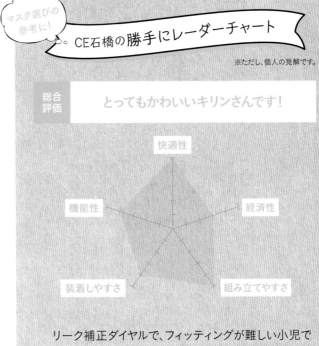

CE石橋の**勝手にレーダーチャート**

※ただし、個人の見解です。

総合
評価　**とってもかわいいキリンさんです！**

快適性

機能性　　　　　　　　　　経済性

装着しやすさ　　　　　組み立てやすさ

　リーク補正ダイヤルで、フィッティングが難しい小児で
も安定して使えます。
　ヘッドギアと回路カバーがキリン柄になっていて、とっ
てもかわいいのが特徴です。小さい子どもへの配慮が感
じられます。緊急時は簡単に回路を外すことができる構
造で、機能面も良好です。
　何よりもやっぱりキリン柄がかわいいです。

Respironics, Inc.

ドリームウィスプ ネーザルマスク

販売 ●(株)フィリップス・ジャパン 価格 ●30,000 円(税別)
　　　●チェスト(株)

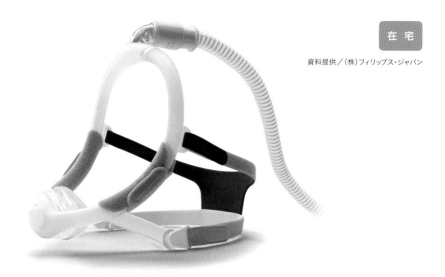

在宅

資料提供／(株)フィリップス・ジャパン

\\オススメPoint//

◯ ウィスプネーザルマスクのドリームウェアタイプです。

◯ ウィスプシリーズ特有の小さなネーザルクッションは接触面が小さく、皮膚障害を予防します。

◯ フレームに空気を通すことで回路接続部が頭頂部になり、快適性が向上しました。

※その他のドリームウェアシリーズとフレームは共有できません。

サイズ展開	P	S	M	L	XL
対象	成人				
重さ	約110 g	約110 g	約110 g	約110 g	約110 g
マスク内容量	108 mL	120 mL	130 mL	143 mL	153 mL
型番	1137947	1137948	1137949	1137950	1137951

※重さは実測値(筆者測定)

装着時の
チェック
ポイント

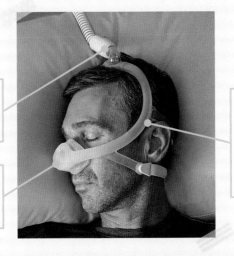

☑ 呼気ポートエルボーが頭
の中心にあることを確認
しましょう。

☒ マスクを押さえすぎずに
クッション性を保ちま
しょう。

☑ マスクフレームが
耳に近すぎる場合
はサイズを小さく、
目に近すぎる場合
は大きくしましょ
う。

仕様
リユーザブル

形状
Over the noseタイプ

酸素・圧ポート
なし

呼気ポート
あり

窒息防止弁
なし

ストラップの固定方法
マグネット

クッションの素材
シリコーン

滅菌消毒方法
☒ **エチレンオキサイドガス**
☒ **オートクレーブ（熱水消毒可）**
▬ **プラズマ**
☒ **ホルムアルデヒド**

マスクサイズゲージ
なし

マスク選びの
参考に！

○。CE石橋の勝手にレーダーチャート

※ただし、個人の見解です。

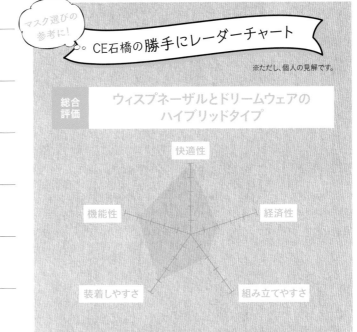

総合
評価 ウィスプネーザルとドリームウェアの
ハイブリッドタイプ

快適性

機能性　　経済性

装着しやすさ　　組み立てやすさ

　両者の良いところを持ち合わせたネーザルマスクで
す。皮膚への接触面が小さいのも◎。クッションは簡単
に取り外しが可能で、洗浄しやすいのも良いですね。
　ただ一点残念なのは、組み立てが難しいところです。
マスククッションをしっかりフレームに取り付けたつもり
でも外れやすい印象です（試しに当院スタッフに組み立
ててもらうと、初回は組み立て不良で外れました！）。慣
れるまでは気をつけましょう。

Respironics, Inc.

ドリームウェア　ネーザルマスク

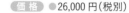

販売	● (株)フィリップス・ジャパン	価格	●26,000 円(税別)
	● 帝人ファーマ(株)		
	● フクダ電子(株)		
	● チェスト(株)		

在 宅

資料提供／(株)フィリップス・ジャパン

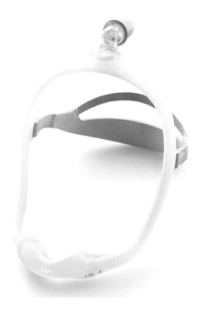

\\オススメPoint//

○ Under the Noseタイプで鼻梁部への接触がありません。

○ フレームに空気を通すことで回路接続部が頭頂部になり、快適性が向上しました。

○ その他のドリームウェアシリーズ(ネーザル・フルフェイス・ジェルピロー)とフレームを使い回すことが可能です。

サイズ展開	S	M	W
対象	成人		
重さ	約60 g	約60 g	約60 g
マスク内容量	77 mL	79 mL	83 mL
型番	116724	116738	116728

※重さは実測値(筆者測定)

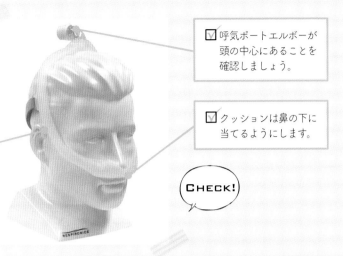

**装着時の
チェック
ポイント**

☑ 呼気ポートエルボーが
頭の中心にあることを
確認しましょう。

☑ マスクフレームが耳に
近すぎる場合はサイズ
を小さく、目に近すぎ
る場合は大きくしま
しょう。

☑ クッションは鼻の下に
当てるようにします。

CHECK!

仕様
___
リユーザブル

形状
___
Under the noseタイプ

酸素・圧ポート
___
なし

呼気ポート
___
あり

窒息防止弁
___
なし

ストラップの固定方法
___
ホール
（穴にストラップを通すタイプ）

クッションの素材
___
シリコーン

滅菌消毒方法
___
☒ エチレンオキサイドガス
☒ オートクレーブ（熱水消毒可）
― プラズマ
☒ ホルムアルデヒド

マスクサイズゲージ
___
あり

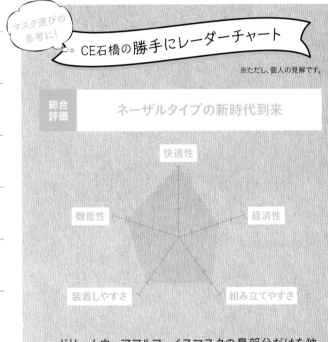

マスク選びの
参考に！

CE石橋の勝手にレーダーチャート

※ただし、個人の見解です。

総合評価	ネーザルタイプの新時代到来

快適性

機能性   経済性

装着しやすさ   組み立てやすさ

　ドリームウェアフルフェイスマスクの鼻部分だけを独
立させた構造です。使い勝手もこれまでのマスクとは大
きく変わりました。
　さらに特徴的なのは、マスクフレームの中を空気が通
る構造にすることで回路が口元に垂れてこないという新
しい発想です。就寝時の快適性の向上がメーカーの謳
い文句ですが、どちらかと言うと口元がフリーになる方
がメリットとしては大きいと思いますよ、絶対。

CHAPTER.1
CHAPTER.2
CHAPTER.3
CHAPTER.4
CHAPTER.5
CHAPTER.6
CHAPTER.7
CHAPTER.8
CHAPTER.9

Respironics, Inc.

ピコネーザルマスク

販売	●(株)フィリップス・ジャパン	価格	●20,000 円(税別)
	●フクダ電子(株)		
	●チェスト(株)		

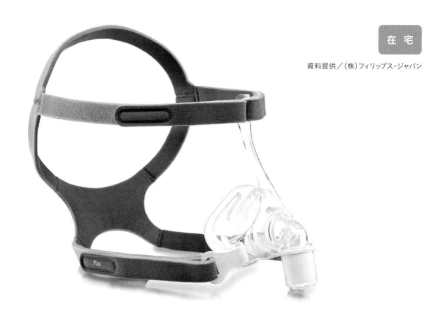

在宅

資料提供／(株)フィリップス・ジャパン

＼オススメPoint／

○ ピコクッションと呼ばれる2枚のフラップ構造により、密閉性と安定性が向上しています。

○ パーツ数が少なく、分解・組み立てが簡単です。

○ ヘッドギア後頭部が円形になっており、フィット感が向上します。

サイズ展開	S/M	L	XL
対象	成人		
重さ	約40 g	約45 g	約50 g
マスク内容量	49 mL	73 mL	85 mL
型番	1121576	1121577	1121698

※重さは実測値(筆者測定)

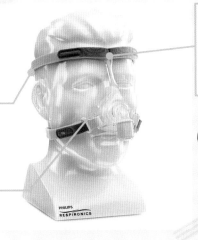

装着時の
チェック
ポイント

☑ ヘッドギアは後頭部を
包むイメージで装着し
ましょう。

☑ マスクは押さえすぎな
いようにクッション性
を保ちましょう。

☑ 額当ては可動しないので
無理に前額部にくっつけ
る必要はありません。浮
いていてもマスクがずれ
なければ◎。

CHECK!

CHAPTER. 1
CHAPTER. 2
CHAPTER. 3
CHAPTER. 4
CHAPTER. 5
CHAPTER. 6
CHAPTER. 7
CHAPTER. 8
CHAPTER. 9

仕様
リユーザブル

形状
Over the noseタイプ

酸素・圧ポート
なし

呼気ポート
あり

窒息防止弁
なし

ストラップの固定方法
ホール
（穴にストラップを通すタイプ）

クッションの素材
シリコーン

滅菌消毒方法
☒ **エチレンオキサイドガス**
☒ **オートクレーブ（熱水消毒可）**
▬ **プラズマ**
☒ **ホルムアルデヒド**

マスクサイズゲージ
あり

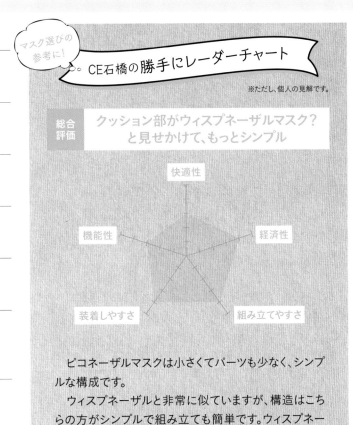

マスク選びの
参考に！

CE石橋の**勝手にレーダーチャート**

※ただし、個人の見解です。

総合
評価　**クッション部がウィスプネーザルマスク？**
と見せかけて、もっとシンプル

快適性

機能性

経済性

装着しやすさ

組み立てやすさ

　ピコネーザルマスクは小さくてパーツも少なく、シンプ
ルな構成です。
　ウィスプネーザルと非常に似ていますが、構造はこち
らの方がシンプルで組み立ても簡単です。ウィスプネー
ザルとの主な違いは、額当ての有無やヘッドギアの形
状、ストラップの固定方法などです。気に入った方を選ん
でもらいましょう。
　クッションの感触は同社の他製品よりも柔らかい印
象です。何より軽いのも、とても良いです。

ResMed

AirFit N20

販売 ●レスメド(株) 価格 ●―
　　　●帝人ファーマ(株)
　　　●フクダ電子(株)

病棟　在宅

資料提供／レスメド(株)

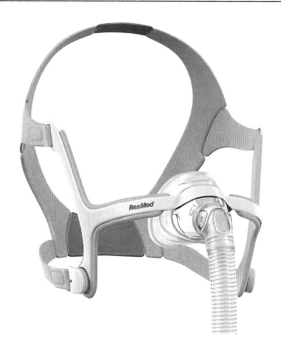

＼オススメPoint／

○ ヘッドギアが形状記憶かつ立体型となり圧迫感も軽減されています。また、耳を避けるような形状で褥瘡予防にも効果的です。

○ 異なるクッション素材を組み合わせることで、しっかりと保持しつつも不快感を軽減してくれます。

○ マグネットクリップで着脱が簡単です。

サイズ展開	S	M	L
対象	成人		
重さ	76.64 g	80.00 g	80.98 g
マスク内容量	94.6 mL	98.9 mL	103.3 mL
型番	―	―	―

※重さは実測値(筆者測定)

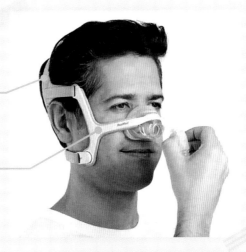

装着時のチェックポイント

- ☑ ヘッドギアは後頭部を包むイメージで装着しましょう。
- ☑ ヘッドギアのフレーム接触部の褥瘡に注意しましょう。

仕様

リユーザブル

形状

Over the noseタイプ

酸素・圧ポート

なし

呼気ポート

あり

窒息防止弁

なし

ストラップの固定方法

マグネット

クッションの素材

シリコン

滅菌消毒方法

- ☒ エチレンオキサイドガス
- ☒ オートクレーブ
- ◉ プラズマ
- ☒ ホルムアルデヒド

マスクサイズゲージ

あり

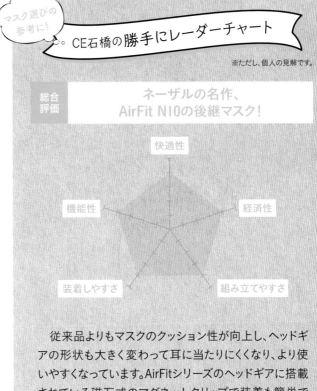

マスク選びの参考に！

CE石橋の勝手にレーダーチャート

※ただし、個人の見解です。

総合評価 ネーザルの名作、AirFit N10の後継マスク！

（レーダーチャート：快適性・経済性・組み立てやすさ・装着しやすさ・機能性）

従来品よりもマスクのクッション性が向上し、ヘッドギアの形状も大きく変わって耳に当たりにくくなり、より使いやすくなっています。AirFitシリーズのヘッドギアに搭載されている磁石式のマグネットクリップで装着も簡単です。

AirFit N10がついに販売終了となり、レスメド社のネーザルマスクを選ぶ場合はこちらになります。

ResMed

ミラージュアクティバ LTマスク

販売 ●帝人ファーマ(株)　　　　価格 ●—

資料提供／レスメド(株)

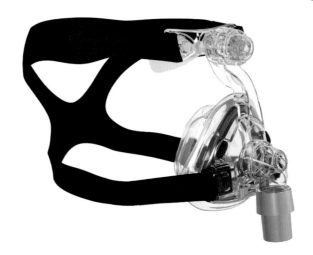

＼オススメPoint／

○ マスククッションは圧力が掛かると膨らんで顔に吸いつくActiva Cellテクノロジーを採用しています。

○ 額のアジャスターは24段階のダイヤル調整式で、水平移動により額に掛かる圧力が分散されます。

サイズ展開	スモール	ミディアム	ラージ	ラージワイド
対象	成人			
重さ	—	—	—	—
マスク内容量	145 mL	145 mL	145 mL	145 mL
型番	—	—	—	—

※マスク内容量は実測値(筆者測定)

装着時の
チェック
ポイント

- ☑ 鼻への圧迫がなくなるよう額当て
の高さを調整しましょう。

- ☑ ヘッドギアは上下が平行となるよ
うに装着しましょう。

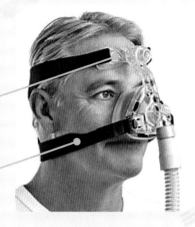

仕様

リユーザブル

形状

Over the noseタイプ

酸素・圧ポート

あり（Iカ所）

呼気ポート

あり

窒息防止弁

なし

ストラップの固定方法

クリップ

クッションの素材

シリコン

滅菌消毒方法

☒ エチレンオキサイドガス
☒ オートクレーブ
◉ プラズマ
☒ ホルムアルデヒド
その他：熱水消毒、化学消毒
（ディスオーパ）

マスクサイズゲージ

なし

マスク選びの
参考に！

CE石橋の勝手にレーダーチャート

※ただし、個人の見解です。

総合
評価　　元祖、膨らんで吸いつくマスク！

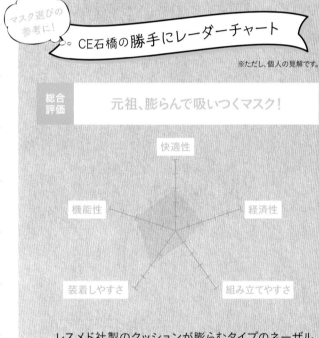

レスメド社製のクッションが膨らむタイプのネーザルマスクです。マスク内に圧力が掛かると膨らんで顔にフィットするActiva Cellクッションを採用しています。

額のアジャスターは発売開始当時の製品の中では珍しく、額当てが水平に移動するタイプかつ24段階でダイヤル調整できるのもポイントです。

使い心地の良さから長く使っている方も多くいますが、発売から長い年月が経過したこともあり、最近のマスクと比較すると分解や組み立てが非常に難しく、そろそろ世代交代の時期でしょう。

CHAPTER. 1
CHAPTER. 2
CHAPTER. 3
CHAPTER. 4
CHAPTER. 5
CHAPTER. 6
CHAPTER. 7
CHAPTER. 8
CHAPTER. 9

Fisher & Paykel Healthcare

F&P Eson ネーザルマスク

販売	●フィッシャー＆パイケル ヘルスケア(株)
	●フクダ電子(株)
	●チェスト(株)

価格	●228,000 円(税別)／10個入

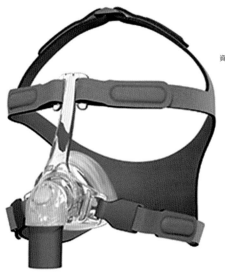

病棟　在宅

資料提供／フィッシャー＆パイケル ヘルスケア(株)

＼オススメPoint／

◯ RollFitシールは鼻根部に接触する部分に圧力が加わると柔らかく回転し、圧力を吸収して褥瘡を予防します。

◯ Easyフレームは分解・洗浄・組み立てが簡単に行える構造です。クッションの変更だけでサイズ変更が可能です。

◯ 可動性の高いボールソケットエルボーは、マスクに掛かる力を逃してくれるので患者さんの負担を軽減します。

◯ 呼気ポートに装着されたエアディフューザーは静音効果をもたらしてくれます。

サイズ展開	S	M	L
対象	成人		
重さ	74 g	80 g	83 g
マスク内容量	61 mL	67 mL	79 mL
型番	400449	400450	400451

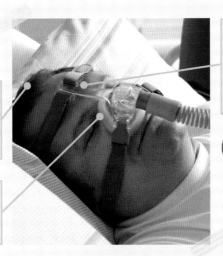

装着時のチェックポイント

☑ 頭頂部のヘッドギアの長さも均等になっているか確認しましょう。

☑ RollFitシールで除圧できているか皮膚の色も観察しましょう。

☑ 額当ては可動しないので無理に前額部にくっつける必要はありません。浮いていてもマスクがずれなければ◎。

CHECK!

仕様
リユーザブル

形状
Over the noseタイプ

酸素・圧ポート
なし

呼気ポート
あり

窒息防止弁
なし

ストラップの固定方法
クリップ

クッションの素材
シリコーン

滅菌消毒方法
☒ エチレンオキサイドガス
☒ オートクレーブ
◉ プラズマ (Sterad®：100S、100NX、NX)
☒ ホルムアルデヒド

マスクサイズゲージ
なし

マスク選びの参考に！

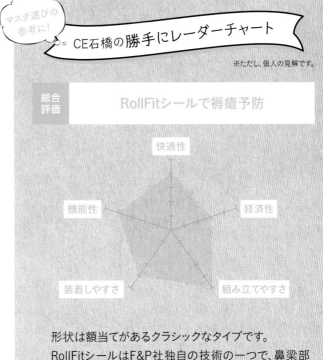

CE石橋の**勝手にレーダーチャート**

※ただし、個人の見解です。

総合評価 RollFitシールで褥瘡予防

（レーダーチャート：快適性、経済性、組み立てやすさ、装着しやすさ、機能性）

　形状は額当てがあるクラシックなタイプです。
　RollFitシールはF&P社独自の技術の一つで、鼻梁部の褥瘡対策に有効なマスクです。エルボー部分の可動域がとても広く、3次元に動くため回路のテンションに対する負担軽減効果が期待できます。
　呼気ポートに搭載されたエアーディフューザーの静音効果にも注目で、音に敏感な人にもぴったりです。

CHAPTER.1　CHAPTER.2　CHAPTER.3　CHAPTER.4　CHAPTER.5　CHAPTER.6　CHAPTER.7　CHAPTER.8　CHAPTER.9

Fisher & Paykel Healthcare

F&P Eson2 ネーザルマスク

 販売 ●フィッシャー＆パイケル ヘルスケア（株）　 価格 ●248,000 円（税別）／10個入
●チェスト（株）

病棟　在宅

資料提供／フィッシャー＆パイケル ヘルスケア（株）

⤵オススメPoint⤴

○ RollFitシールは鼻根部に接触する部分に圧力が加わると柔らかく回転し、圧力を吸収してくれることで褥瘡を予防します。

○ Easyフレームに色が付き、分解・洗浄・組み立てがもっともっと簡単になりました。クッションを取り替えるだけサイズ変更が可能です。

○ 可動性の高いボールソケットエルボーがマスクに掛かる力を逃してくれるので、患者さんの負担を軽減します。

○ 呼気ポートに搭載されたエアーディフューザーが静音効果をもたらします。

○ ヘッドギアは伸縮性のある素材とない素材の組み合わせることでフィット感をさらに改善。放熱性にも優れ、快適性が向上しています。

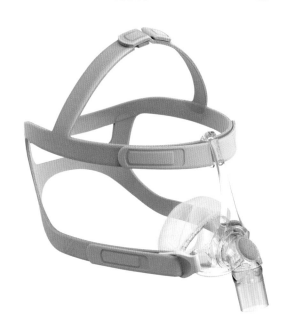

サイズ展開	S	M	L
対象	成人		
重さ	74 g	77 g	79 g
マスク内容量	69 mL	86 mL	98 mL
型番	ESN2SA	ESN2MA	ESM2LA

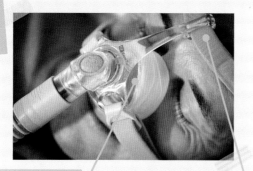

装着時の
チェック
ポイント

CHECK!

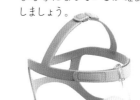

☑ 頭頂部のヘッドギアの長さ
も均等になっているか確認
しましょう。

☑ RollFitシールで除圧でき
ているか皮膚の色も観察
しましょう。

☑ 額当ては可動しないので無理に前額
部にくっつける必要はありません。
浮いててもマスクがずれなければ◎。

仕様

リユーザブル

形状

Over the noseタイプ

酸素・圧ポート

なし

呼気ポート

あり

窒息防止弁

なし

ストラップの固定方法

クリップ

クッションの素材

シリコン

滅菌消毒方法

☒ エチレンオキサイドガス
☒ オートクレーブ
◉ プラズマ (Sterad®：100S、
100NX、NX)
☒ ホルムアルデヒド
その他：①熱消毒 (90℃にて1分
間／80℃にて10分間／75℃にて
30分間)、②化学消毒 (CIDEX®
OPA)

マスクサイズゲージ

あり

マスク選びの
参考に！

CE石橋の勝手にレーダーチャート

※ただし、個人の見解です。

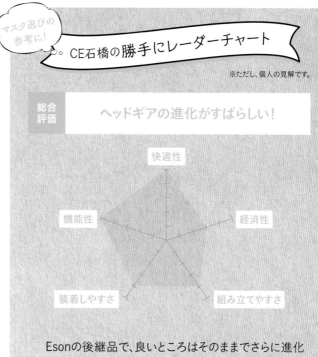

総合
評価　**ヘッドギアの進化がすばらしい！**

快適性

機能性

経済性

装着しやすさ

組み立てやすさ

　Esonの後継品で、良いところはそのままでさらに進化
しています。特にヘッドギアは部位によって素材が異な
り、しっかりと締めるべき部位は硬い生地を、クッション
性を要する部位は伸縮性に富んだ素材を、熱がこもり
やすい後頭部には放熱性の高い素材を使用していま
す。慢性期の長期使用において、快適性の向上が大きく
期待できます。
　F&P社の新作マスクはヘッドギアの進化がすばらしい
ですね。ヘッドギアの性能ならNo.1です。

Circadiance

SleepWeaver Elan

 販売　● (株)MAGnet
　　　● チェスト(株)

価格　● 18,000 円(税別)

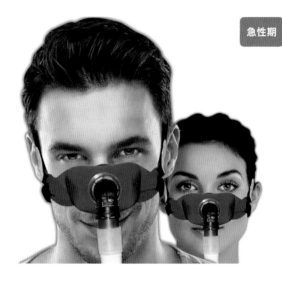

急性期　病棟　在宅

資料提供／(株)MAGnet

＼オススメPoint／

◯ 額当てがなく視界が良好です。

◯ マスク部分がすべて布でできており、非常にソフトな装着感です。

◯ 素材にシリコンやラテックスを用いていません。

◯ 回路に力が加わってもマスクが変形するため顔に圧力がかかる心配がありません。

◯ マスク内に結露がほとんど発生しません。

◯ マスクを折りたたむことができるためコンパクトに収納できます。

サイズ展開	S	M
対象	成人	
重さ	41 g	42 g
マスク内容量	—	—
型番	100728	100519

装着時の
チェック
ポイント

CHECK!

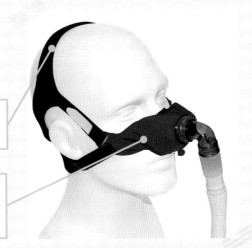

☑ ヘッドギアは後頭部を包む
　イメージで装着しましょう。

☑ マスクは圧がかかると膨ら
　むので微調整は換気を開始
　してから行いましょう。

仕様
リユーザブル

形状
Over the noseタイプ

酸素・圧ポート
なし

呼気ポート
あり

窒息防止弁
なし

ストラップの固定方法
ホール
（穴にストラップを通すタイプ）

クッションの素材
布
（メイン素材：ポリエステル布）

滅菌消毒方法
☒ **エチレンオキサイドガス**
☒ **オートクレーブ**
☒ **プラズマ**
☒ **ホルムアルデヒド**
※消毒のみ

マスクサイズゲージ
あり

マスク選びの
参考に！

CE石橋の勝手にレーダーチャート

※ただし、個人の見解です。

総合
評価　　布なのに大丈夫？　大丈夫です！

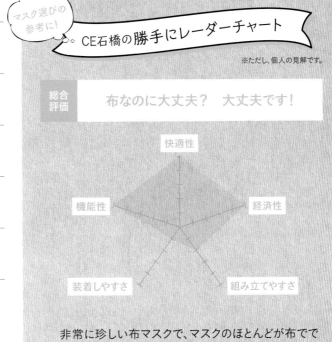

快適性

機能性　　　　　　　経済性

装着しやすさ　　　組み立てやすさ

　非常に珍しい布マスクで、マスクのほとんどが布でで
きています。接触部にまったくと言っていいほど力が掛
からないので褥瘡とは無縁です。おまけに軽くて便利
で、皮膚の弱い人でも使えるのは本当に助かります。
　ただし、マスクフィッティングにはそれなりにコツが必
要です。慣れるまではなかなか難しいですが、長期導入
症例であれば選択肢に入れるのもありでしょう。
　使用後のお手入れの際は、ぬるま湯に石鹸で手洗い
しましょう。

Sefam

Breeze Zen nasal mask

販売 ●(株)MAGnet　　　　　　価格 ●13,800 円(税別)

急性期　病棟　在宅

資料提供／(株)MAGnet

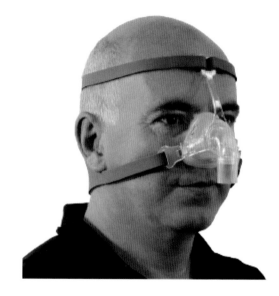

◟◟オススメPoint◞◞

◯ 非常に小さくシンプルな構造＋超軽量フレームでとても軽くなっています。

◯ 球状構造のスイベルにより回転性の高いエルボーが自由自在に動き、回路の負担を軽減してくれます。

サイズ展開	S	M	L
対象	成人		
重さ	60 g	65 g	71 g
マスク内容量	51 mL	61 mL	77 mL
型番	M-268020-13	M-268030-13	M-268040-13

装着時の
チェック
ポイント

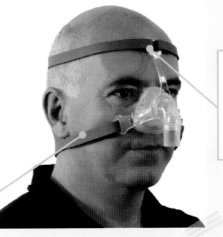

CHECK!

☑ 額当ては可動しない
ので無理に前額部に
くっつける必要は
ありません。
浮いててもマスク
がずれなければ◎。

☑ ヘッドギアは上下が
平行となるように装
着しましょう。

仕様
リユーザブル

形状
Over the noseタイプ

酸素・圧ポート
あり（1カ所）

呼気ポート
あり

窒息防止弁
なし

ストラップの固定方法
クリップ

クッションの素材
シリコン

滅菌消毒方法
✖ **エチレンオキサイドガス**
✖ **オートクレーブ**
✖ **プラズマ**
✖ **ホルムアルデヒド**

マスクサイズゲージ
あり

マスク選びの
参考に！

。CE石橋の**勝手にレーダーチャート**

※ただし、個人の見解です。

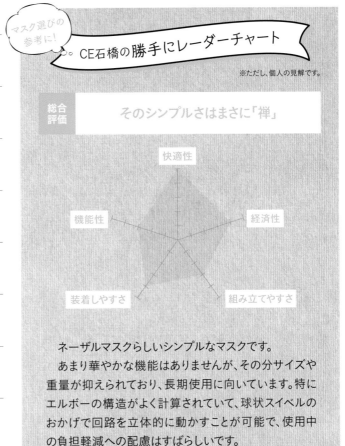

総合
評価　　そのシンプルさはまさに「禅」

快適性

機能性　　　　　　経済性

装着しやすさ　　　　組み立てやすさ

ネーザルマスクらしいシンプルなマスクです。
　あまり華やかな機能はありませんが、その分サイズや
重量が抑えられており、長期使用に向いています。特に
エルボーの構造がよく計算されていて、球状スイベルの
おかげで回路を立体的に動かすことが可能で、使用中
の負担軽減への配慮はすばらしいです。
　足し算ではなく引き算で作られた、まさに商品名でも
ある「禅」に相応しいマスクです。

Circadiance

SleepWeaver 3D

販売 ● (株)MAGnet
● チェスト(株)

価格 ● 18,000 円(税別)

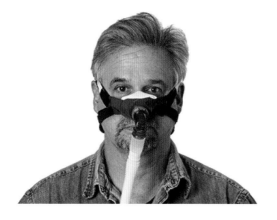

 急性期 病棟 在宅

資料提供／(株)MAGnet

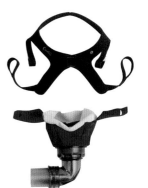

＼オススメPoint／

◯ 額当てがなく視界が良好です。

◯ マスク部分がすべて布でできているため、クッション不要で非常にソフトな装着感です。

◯ 素材にシリコンやラテックスを用いていません。

◯ 回路に力が加わってもマスクが変形するため、顔に圧力が掛かる心配がありません。

◯ マスク内に結露がほとんど発生しません。

◯ マスクを折りたたむことができ、コンパクトに収納できます。

◯ 従来品よりもマスクとヘッドギアが立体的になり、フィットしやすくなっています。

サイズ展開 (ヘッドギア)	R(Regular)	L(Large)
対象	小児	
	成人	
	(体重30 kg以上で首回り40 cm以下)	(体重30 kg以上で首回り41 cm以上)
重さ	48 g	52 g
マスク内容量	63.66 mL	63.66 mL
型番	101486	101491

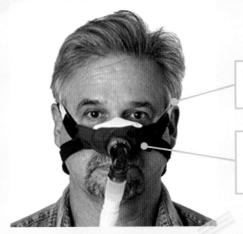

CHECK!

装着時の
チェック
ポイント

☑ ヘッドギアは後頭部を包む
イメージで装着しましょう。

☑ マスクは圧がかかると膨らむので微調整は換気を開始してから行いましょう。

仕様
リユーザブル

形状
Over the noseタイプ

酸素・圧ポート
あり (1カ所)

呼気ポート
あり

窒息防止弁
なし

ストラップの固定方法
ホール (穴にストラップを通すタイプ)、ベルクロ

クッションの素材
布

滅菌消毒方法
❌ **エチレンオキサイドガス**
❌ **オートクレーブ**
❌ **プラズマ**
❌ **ホルムアルデヒド**

マスクサイズゲージ
あり

マスク選びの参考に！

CE石橋の勝手にレーダーチャート

※ただし、個人の見解です。

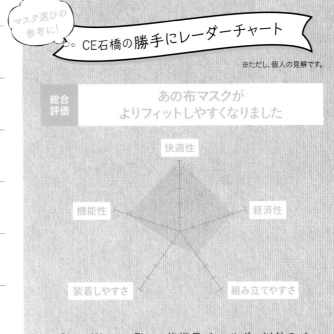

総合評価
**あの布マスクが
よりフィットしやすくなりました**

Sleep Weaver Elanの後継品で、エルボー以外のパーツがほぼすべて布で作られたマスクです。布素材は褥瘡が生じにくい一方で、柔軟すぎるが故にフィッティングが難しいのが問題でした。Sleep Weaver 3Dは従来品よりもさらに立体的な構造にすることで、マスクフィット性能を向上させています。

装着難易度は相変わらず高いものの、褥瘡を発生させない布マスクはオンリーワンです。

Apex

ウィザード510 ネーザルマスク

販売 ●（株）MAGnet　　　　　価格 ●16,000 円（税別）

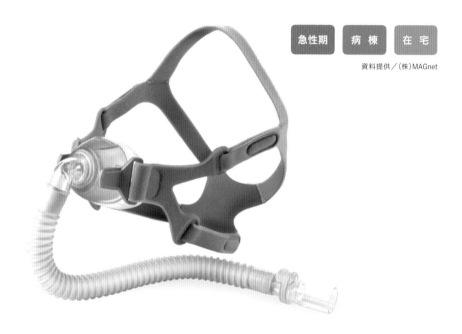

急性期　病棟　在宅

資料提供／（株）MAGnet

╲オススメPoint╱

○ 布製フレームと立体的なヘッドギアが頭部への密着性を高めてくれます。

○ クッションは呼気抵抗を軽減させる形状になっています。

○ クイック・スナップオンで簡単にクッションとフレームの装脱着が可能です。

○ 静音化構造で就寝時も安心です。

サイズ展開	M	L
対象	小児（体重30 kg以上）	
	成人（体重30 kg以上）	
重さ	94 g	104 g
マスク内容量	75.3 mL	93.6 mL
型番	9N679019	9N679018

装着時の
チェック
ポイント

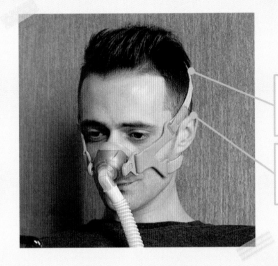

☑ ヘッドギアは後頭部
を包むイメージで
装着しましょう。

☑ ヘッドギアが耳にか
からないようにし
ましょう。

仕様
リユーザブル

形状
Over the noseタイプ

酸素・圧ポート
あり（Iカ所）

呼気ポート
あり

窒息防止弁
なし

ストラップの固定方法
クリップ

クッションの素材
シリコン

滅菌消毒方法
☒ エチレンオキサイドガス
☒ オートクレーブ
☒ プラズマ
☒ ホルムアルデヒド

マスクサイズゲージ
あり

マスク選びの
参考に！

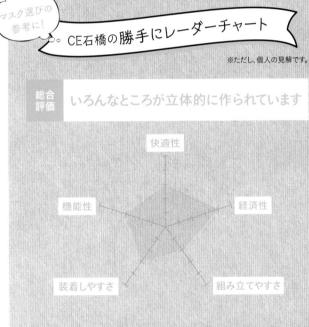

CE石橋の勝手にレーダーチャート

※ただし、個人の見解です。

総合評価	いろんなところが立体的に作られています

快適性
機能性
経済性
装着しやすさ
組み立てやすさ

　クッションは立体的な構造でフィット感は悪くなく、ヘッドギアも立体構造で頭部にフィットしやすくなっています。ヘッドギアクリップのフレームへの接続は、スライドして装着する新しいタイプです。スライドするとカチッと引っかかって固定され、外側に引っ張るとスッと外れます。
　クッションとフレームはクイック・スナップオン機能により簡単に装脱着できますが、個人的には少し固めで装着感がわかりにくいのが残念です。

Air Liquide Medical Systems

レスピレオSOFT Nasal

販売 ●アイ・エム・アイ（株）　　　価格 ●11,000円（税別）

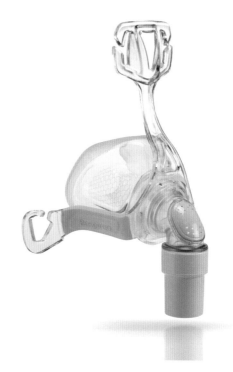

資料提供／アイ・エム・アイ（株）

＼オススメPoint／

○ 薄くて柔らかいソフトシリコンクッションです。

○ フレームとクッションはワンタッチで組み立て可能です。

サイズ展開	M	L
対象	成人	
重さ	80 g	84 g
マスク内容量	78 mL	98 mL
型番	12951040	12951050

CHAPTER. 1
CHAPTER. 2
CHAPTER. 3
CHAPTER. 4
CHAPTER. 5
CHAPTER. 6
CHAPTER. 7
CHAPTER. 8
CHAPTER. 9

装着時の
チェック
ポイント

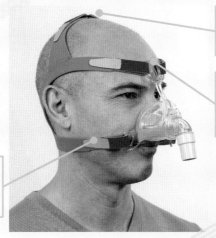

☑ 頭頂部のヘッドギアの長さも均等に
なっているか確認しましょう。

☑ 額当ては可動しないので無理に前額
部にくっつける必要はありません。
浮いててもマスクがずれなければ◎。

CHECK!

☑ ヘッドギアは上下
が平行となるよう
に装着しましょう。

仕様

リユーザブル

形状

Over the noseタイプ

酸素・圧ポート

なし

呼気ポート

あり

窒息防止弁

なし

ストラップの固定方法

フック
（ストラップに掛けるタイプ）

クッションの素材

シリコン

滅菌消毒方法

❌ エチレンオキサイドガス
❌ オートクレーブ
❌ プラズマ
❌ ホルムアルデヒド
その他：高水準消毒（過酢酸）
※ヘッドギアを除く

マスクサイズゲージ

なし

マスク選びの
参考に！

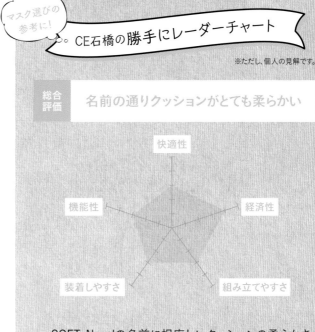

CE石橋の**勝手にレーダーチャート**

※ただし、個人の見解です。

総合評価　名前の通りクッションがとても柔らかい

快適性
機能性
経済性
装着しやすさ
組み立てやすさ

　SOFT Nasalの名前に相応しいクッションの柔らかさ
です。クッションのシリコンシールは全体的に薄く設計さ
れていながらも、支持層がしっかりと保持してくれるため
安心です。実際に装着してみると、柔らかいクッションが
本当に気持ちいいです。
　組み立てはフレームとクッションをワンタッチで接続
するのみですが、最近のマスクと比較するとやや固く入
りにくいです。フレームが三叉の形状になっていてわかり
づらいのも残念です。クッションの性能はそのままに形
状が見直されれば、化ける可能性を秘めています。

Air Liquide Medical Systems

レスピレオSOFT Baby/Child

販売 ●アイ・エム・アイ(株)

価格 ●ベントタイプ(XS、S) 36,000円(税別)
●ベントタイプ(Child) 36,000円(税別)
●ノンベントタイプ 44,000円(税別)

病棟　在宅

資料提供／アイ・エム・アイ(株)

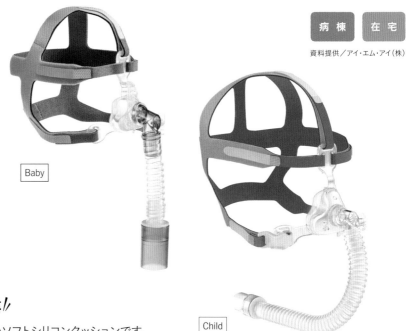

Baby

Child

ﾐｵｽｽﾒPointﾐｯ

◯ 薄くて柔らかいソフトシリコンクッションです。

◯ マスクフレームのほぼすべてがシリコン製でフレキシブルです。

◯ 球状スイベルが採用されており可動性が高いです。

サイズ展開	XS	S	Child
対象	新生児		
	乳幼児		
			小児
重さ	ベントタイプ:60 g ノンベントタイプ:55 g	ベントタイプ:62 g ノンベントタイプ:57 g	ベントタイプ:68 g ノンベントタイプ:64 g
マスク内容量	ベントタイプ:63 mL ノンベントタイプ:38 mL	ベントタイプ:63 mL ノンベントタイプ:38 mL	ベントタイプ:69 mL ノンベントタイプ:44 mL
型番	ベントタイプ:12951060 ノンベントタイプ:12951080	ベントタイプ:12951070 ノンベントタイプ:12951090	ベントタイプ:12951100 ノンベントタイプ:12951110

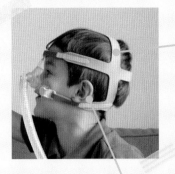

装着時の
チェック
ポイント

CHECK!

☑ ヘッドギアは緩めに装着しましょう。

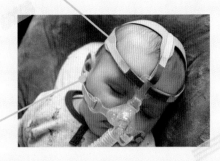

☑ ヘッドギアが耳にかからないようにしましょう。

仕様
リユーザブル

形状
Over the noseタイプ

酸素・圧ポート
あり（1カ所）

呼気ポート
あり／なし

窒息防止弁
なし

ストラップの固定方法
Baby：ホール 　（穴にストラップを通すタイプ） Child：フック 　（ストラップに掛けるタイプ）

クッションの素材
シリコン

滅菌消毒方法
☒ エチレンオキサイドガス ◉ オートクレーブ ☒ プラズマ ☒ ホルムアルデヒド その他：高水準消毒（過酢酸、熱）

※ヘッドギアを除く。ホースアッセンブリは高水準消毒（過酢酸）のみ対応。

マスクサイズゲージ
なし

マスク選びの参考に！

CE石橋の**勝手にレーダーチャート**

※ただし、個人の見解です。

総合評価　フレームまでシリコン製でびっくりするほどソフトです！

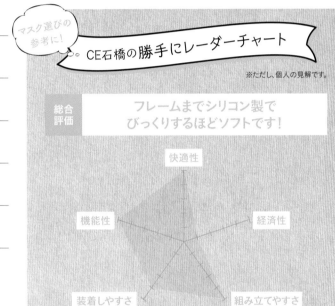

快適性
機能性
経済性
装着しやすさ
組み立てやすさ

　レスピレオSOFT Nasalの小児用マスクで、同じ名前ですがその形状はまったく異なります。スイベル接続部以外すべてシリコンでできていますが、支持層と接触面はシリコンの厚みを大幅に変えることにより、柔らかなクッション性を実現しています。
　エルボーには最近はやりの球状スイベルが採用されており、自由に動いて負担を軽減します。骨の軟らかい新生児への使用を考えると、このソフト加減はすばらしいです。おまけに回路に酸素添加or圧測定用ポートも付いているなど、至れり尽くせりのマスクです。

Sleepnet

MiniMe 2 小児用ネーザルマスク

販売 ●アイ・エム・アイ（株）　　　　価格 ●26,000 円（税別）
　　 ●フクダ電子（株）
　　 ●チェスト（株）

病棟　在宅

資料提供／アイ・エム・アイ（株）

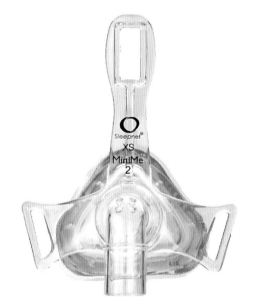

| 透明：呼気ポートあり |
| 青：呼気ポートなし |

＼オススメPoint／

○ ジェル素材が圧力を分散し、フィット感が向上します。

○ 柔軟なマスクフレームとワイヤーで、顔の形状に合わせてマスクを成型できます。

○ 2〜12歳と幅広い年齢層に対応しています。

サイズ展開	S/M（呼気ポートあり）	S/M（呼気ポートなし）	M/L（呼気ポートあり）	M/L（呼気ポートなし）
対象	乳幼児			
	小児			
重さ	31.6 g	31.6 g	43.2 g	43.2 g
マスク内容量	25 mL	60 mL	37 mL	72 mL
型番	60217	60257	60218	60258

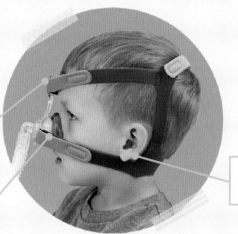

CHAPTER.1
CHAPTER.2
CHAPTER.3
CHAPTER.4
CHAPTER.5
CHAPTER.6
CHAPTER.7
CHAPTER.8
CHAPTER.9

装着時の
チェック
ポイント

☑ タッチレススペース
バー（額当て）は前
頭部から指1本分ほ
ど浮かせます。

☑ 最後にマスク本体を
押して顔の輪郭に合
わせましょう。

CHECK!

☑ ヘッドギアが耳に被
らないように注意。

仕様
リユーザブル

形状
Over the noseタイプ

酸素・圧ポート
なし

呼気ポート
あり／なし

窒息防止弁
なし

ストラップの固定方法
ホール
（穴にストラップを通すタイプ）

クッションの素材
ジェル

滅菌消毒方法
☒ エチレンオキサイドガス
☒ オートクレーブ
☒ プラズマ
☒ ホルムアルデヒド

マスクサイズゲージ
あり

マスク選びの
参考に！

CE石橋の勝手にレーダーチャート

※ただし、個人の見解です。

総合評価 **小児専用としては初のジェルタイプマスク**

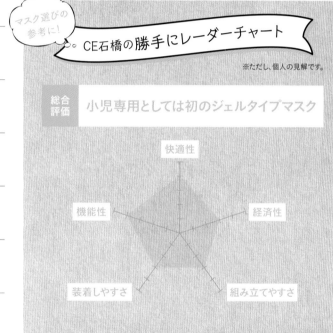

快適性

機能性

経済性

装着しやすさ

組み立てやすさ

　マスクの形状を変形させることが可能で、装着時に患児に合わせて成形します。ジェル自体が丸みを帯びていて、フィット感はなかなかのものです。また、他社のジェルと比較してかなり柔らかいのもポイントです。ジェルタイプは比較的重くなりがちですが、AIR gel®は軽めにできています。額当ては浮かせるタイプで、皮膚に接触しません。小児は月齢や年齢で大きさや顔の形状に差があるため、バリエーションとして揃えておいて問題なしです。ただし、マスクを成形するのは慣れるまで結構難易度が高めです。

イワキ（株）

新生児・乳児用ネーザルマスクNeoQ／
新生児・乳児用ネーザルマスクNeoQ NV

販売 ●イワキ（株）
　　　●チェスト（株）
　　　●コヴィディエンジャパン（株）
　　　●フクダ電子（株）
　　　※NeoQ NVはイワキ（株）、フクダ電子（株）のみ

価格 ●20,000円（税別）

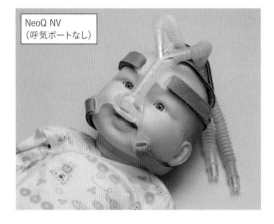

NeoQ NV
（呼気ポートなし）

病棟　在宅

資料提供／イワキ（株）

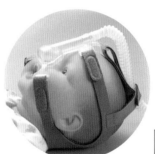

NeoQ
（呼気ポート付き）

※動作確認済み機種
【呼気ポート付き】クリーンエアASTRAL：S・T・ST・PC・PAC
モード（保障1回換気量の設定可能）、CPAPモード
【呼気ポートなし】SERVO-i、SERVO-U、SERVO-n：NIV NAVA
モード、NIV PSモード、NIV PCモード、Nasal CPAPモード

╲オススメPoint╱

◯ 新生児〜乳幼児に対応している貴重なマスク。

◯ 5点式のヘッドギアで小さな頭部でも安定した固定が可能です。

◯ 回路が頭の上に向かう構造のため、口元がフリーになっています。

サイズ展開	マイクロ	スモール	ミディアム	ラージ
対象	新生児			
	乳幼児			
重さ	約10.00 g	約12.00 g	約12.50 g	約14.00 g
マスク内容量	約8 mL	約11 mL	約12 mL	約15 mL
型番	呼気ポート付き： 1502530（13451） 呼気ポートなし： 1502530（13401）	呼気ポート付き： 1502852（13452） 呼気ポートなし： 1502852（13402）	呼気ポート付き： 1502864（13453） 呼気ポートなし： 1502864（13403）	呼気ポート付き： 1502876（13454） 呼気ポートなし： 1502876（13404）

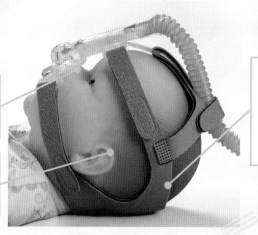

CHAPTER. 1
CHAPTER. 2
CHAPTER. 3
CHAPTER. 4
CHAPTER. 5
CHAPTER. 6
CHAPTER. 7
CHAPTER. 8
CHAPTER. 9

装着時の
チェック
ポイント

CHECK!

- ☑ 皮膚への圧迫が強くないか確認しましょう。

- ☑ ヘッドギアが耳に被らないように注意。

- ☑ SサイズヘッドギアはXS・Sサイズマスク用、MサイズヘッドギアはM・Lサイズマスク用です（より小さいXSサイズのヘッドギアもオプションで選択可）。

仕様

ディスポーザブル

形状

Under the noseタイプ

酸素・圧ポート

なし

呼気ポート

NeoQ：あり　NeoQ NV：なし

窒息防止弁

なし

ストラップの固定方法

ホール
（穴にストラップを通すタイプ）

クッションの素材

シリコーン

滅菌消毒方法

- ☒ エチレンオキサイドガス
- ☒ オートクレーブ
- ☒ プラズマ
- ☒ ホルムアルデヒド

マスクサイズゲージ

あり

マスク選びの
参考に！

CE石橋の勝手にレーダーチャート

※ただし、個人の見解です。

総合
評価　とっても小さく作られた新生児用の
ネーザルマスク！

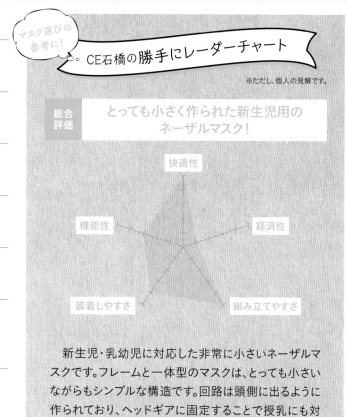

　新生児・乳幼児に対応した非常に小さいネーザルマスクです。フレームと一体型のマスクは、とっても小さいながらもシンプルな構造です。回路は頭側に出るように作られており、ヘッドギアに固定することで授乳にも対応可能です。

　サイズはマイクロ〜ラージまであり、嬉しい4サイズ展開となっています。ここまで小さいサイズのネーザルマスクは貴重で、新生児に関わる施設では必携です。

イワキ(株)

Cirri ネーザルマスク ミニ

販売 ●イワキ(株)　　　　　　　　　　　価格 ●20,000円(税別)
●チェスト(株)
●コヴィディエンジャパン(株)
●フクダ電子(株)
●(株)フィリップス・ジャパン
※呼気ポートなしタイプはイワキ(株)とフクダ電子(株)のみ

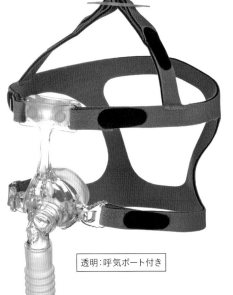

透明：呼気ポート付き

病棟　在宅

資料提供／イワキ(株)

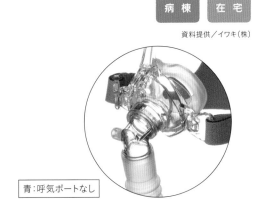

青：呼気ポートなし

動作確認済み機種
【呼気ポート付き】Vivo50、60／Puritan Bennett 520、560／クリーン
エアASTRAL／トリロジー100 plus、200 plus
【呼気ポートなし】SERVO-i、SERVO-U、SERVO-n：NIV NAVAモー
ド、NIV PSモード、NIV PCモード、Nasal CPAPモード(マスクコネク
タ部に直接呼吸回路のY字管を接続して使用)

＼オススメPoint／

○ 非常に小さいながらも額当ての角度が調整できるようになっています。

○ ネーザルタイプは呼気ポート付きタイプと呼気ポートなしタイプから選択できます。

サイズ展開	スモール	ミディアム	ラージ
対象	乳幼児		
	小児		
重さ	約21.00 g	約22.00 g	約44.00 g
マスク内容量	約31 mL	約34 mL	約49 mL
型番	呼気ポート付き：1439042(11349)　呼気ポートなし：1488200(11304)	呼気ポート付き：1439066(11350)　呼気ポートなし：1488478(11305)	呼気ポート付き：1439054(11351)　呼気ポートなし：1488480(11306)

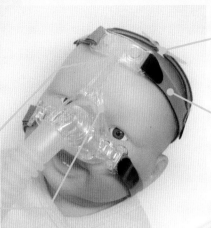

装着時の
チェック
ポイント

- ☑ 頭頂部のヘッドギアの長さも均等になっているか確認しましょう。
- ☑ ヘッドギアは上下が平行になるよう装着しましょう。
- ☑ 額当ての角度をつけすぎて額当ての角が当たらないよう注意しましょう。
- ☑ 皮膚への圧迫が強くないか確認しましょう。

CHECK!

仕様

リユーザブル
※同一患者の使用に限る（複数の患者間での再使用禁止）

形状

Under the noseタイプ

酸素・圧ポート

なし

呼気ポート

あり／なし

窒息防止弁

なし

ストラップの固定方法

クリップ

クッションの素材

シリコーン

滅菌消毒方法

- ☒ **エチレンオキサイドガス**
- ☒ **オートクレーブ**
- ☒ **プラズマ**
- ☒ **ホルムアルデヒド**

※過酢酸0.15％溶液、オルトフタルアルデヒド製剤0.55％溶液、グルタルアルデヒド3.4％溶液

マスクサイズゲージ

あり

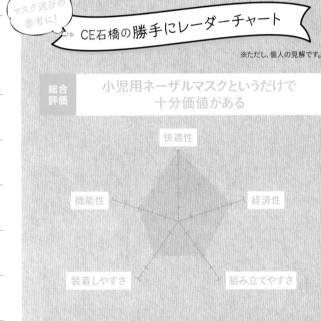

マスク選びの参考に！

CE石橋の**勝手にレーダーチャート**

※ただし、個人の見解です。

総合評価	小児用ネーザルマスクというだけで十分価値がある

快適性・機能性・経済性・装着しやすさ・組み立てやすさ

　小児は年齢や体格によって顔の大きさに差があるため、幅広くサイズバリエーションを揃えなければいけないのが大変です。このマスクはスモール～ラージまで3サイズで展開されているので助かります。また、形状や素材も一般的で安心感があります。

　特に小児の場合は成人用のネーザルマスクで代用できないことも多いので、それだけでこのマスクは採用する価値があるといえるでしょう。

ResMed

ピクシーマスク

販売 ●レスメド(株)　　　　　　　　価格 ●一
　　　●フクダ電子(株)
　　　●チェスト(株)

病棟　在宅

資料提供／レスメド(株)

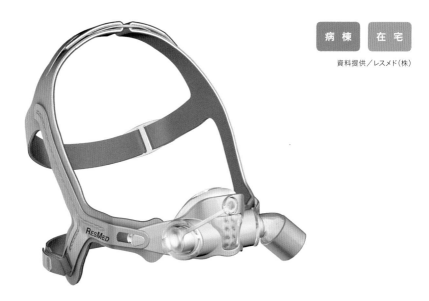

\\オススメPoint//

◯ 左右選択できる回路装着部は口元がフリーとなるだけでなく、寝やすい方向に回路を出せるため快適性が向上します。

◯ トラブル発生時にもすぐに外しやすいクリップ形状を採用しています。

◯ 立体的なヘッドギアでマスクのホールド感もバッチリです。

サイズ展開	1サイズ
対象	小児
重さ	71.61 g
マスク内容量	101.7 mL
型番	—

※重さは実測値(筆者測定)

装着時の
チェック
ポイント

CHECK!

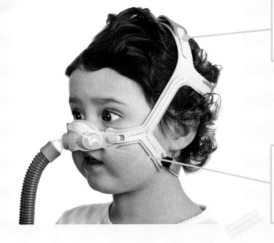

☑ ヘッドギアは後頭部を
包むイメージで装着し
ましょう。

☑ 回路接続口を変更し
た場合は、キャップが
きちんと閉まってい
るか確認しましょう。

仕様
リユーザブル

形状
Over the noseタイプ

酸素・圧ポート
あり

呼気ポート
あり

窒息防止弁
なし

ストラップの固定方法
ホール
（穴にストラップを通すタイプ）

クッションの素材
シリコン

滅菌消毒方法
☒ **エチレンオキサイドガス**
☒ **オートクレーブ**
☒ **プラズマ**
☒ **ホルムアルデヒド**

マスクサイズゲージ
なし

マスク選びの
参考に！

。CE石橋の**勝手に**レーダーチャート

※ただし、個人の見解です。

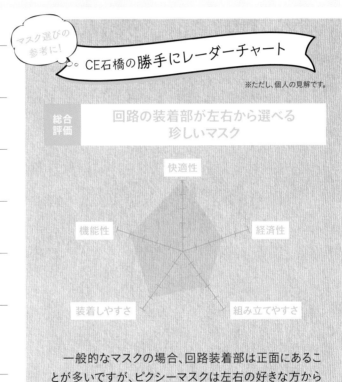

総合評価　回路の装着部が左右から選べる
珍しいマスク

　一般的なマスクの場合、回路装着部は正面にあるこ
とが多いですが、ピクシーマスクは左右の好きな方から
回路を装着できる構造になっています。就寝時は身体の
向きに合わせて回路を出すことが可能です。口元の正面
がフリーとなる点も◎。
　ただし、マスクの左右の重さのバランスが崩れやすい
点と、回路を左右変更した場合のキャップのつけ忘れに
注意が必要です。

CHAPTER.1
CHAPTER.2
CHAPTER.3
CHAPTER.4
CHAPTER.5
CHAPTER.6
CHAPTER.7
CHAPTER.8
CHAPTER.9

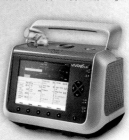

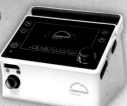
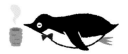

ピローマスク

CHAPTER.6

基本構造とマスクフィッティング

ピローマスクの構造の特徴

ピロー

ピローの先端を鼻孔に挿入して使用します。
ピローのサイズによって左右の間隔は異なります。
シリコン・ジェルなどの素材があります。

エルボー

マスクと回路を接続するパーツです。
エルボーが回転することでマスクにかかる負担を軽減します。

呼気ポート（エクスハレーションポート）

呼気を排出するためのポートです。NPPVの陽圧に応じて意図的にリークを発生させます。

画像提供／フィッシャー＆パイケル ヘルスケア（株）

総評

ピローマスク

- 死腔容量が少なく、再呼吸を起こしにくいです。
- 鼻根部に接触しないため、褥瘡予防としても優秀です。
- 頻繁に開口する患者の場合はリークが発生しやすく、NPPVの動作不良の原因となります。
- 最も軽量なタイプに分類され、患者の負担が少ない点がメリットです。
- 慢性期から在宅管理など病状が安定している患者が主な対象となります。

応答性
装着しやすさ
快適性
視界
重量
マスク内容量

装着方法（坐位）

① マスクの準備

○ ヘッドギアはあらかじめマスクに装着しておきます。

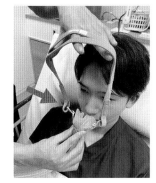
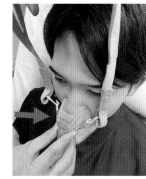

② マスク装着

○ ピローが鼻孔部に当たるようフィッティングを行います。

○ 先にマスクを顔に当ててからヘッドギアを被せます。ヘッドギアを先に装着すると顔にマスクが当たってしまいます。

③ ヘッドギア調整

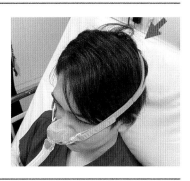

○ ヘッドギアが頭頂部になるよう固定します。

○ 強く固定しすぎると鼻腔内にピローが深く入り込み、鼻腔に潰瘍が生じる場合があります。

○ 褥瘡好発部位

マスクによる接触
マスクと接触する部位は鼻孔のみと思われがちですが、鼻と上唇の間にもピローの側面が接触することがあるため、注意して観察しましょう。

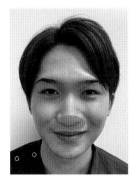
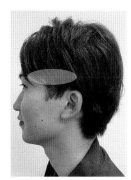

ヘッドギアによる接触
ヘッドギアは柔らかい布でできていますが、低栄養状態や導入直後では摩擦による褥瘡が発生することがあります。
ヘッドギアが耳に当たり続けると発生頻度が上昇します。

Respironics, Inc.

ドリームウェア ジェルピローマスク

販売 ●(株)フィリップス・ジャパン　　**価格** ●26,000円(税別)
●チェスト(株)

在宅

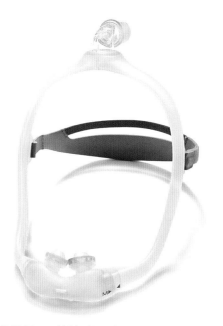

資料提供／(株)フィリップス・ジャパン

✴オススメPoint✴

○ Under the noseタイプで鼻梁部への接触がありません。

○ ジェルとシリコンを組み合わせたピローは優しい接触感を与えつつ、リークが少なく機密性を保ちます。

○ フレームに空気を通すことで回路接続部が頭頂部になり、快適性が向上しました。

○ その他のドリームウェアシリーズ(ネーザル・フルフェイス・ジェルピロー)とフレームを使い回すことが可能です。

サイズ展開	S	M	L
対象	成人		
重さ	約40 g	約40 g	約40 g
マスク内容量	77 mL	80 mL	83 mL
型番	1135046	1135048	1135049

※重さは実測値(筆者測定)

CHAPTER.1

CHAPTER.2

CHAPTER.3

CHAPTER.4

CHAPTER.5

CHAPTER.6

CHAPTER.7

CHAPTER.8

CHAPTER.9

装着時の
チェック
ポイント

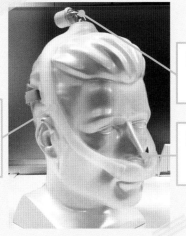

CHECK!

☑ マスクフレームが耳に近す
ぎる場合はサイズを小さく、
目に近すぎる場合は大きく
しましょう。

☑ 呼気ポートエルボーが頭の
中心にあることを確認しま
しょう。

☑ ピローを装着したときに鼻
孔に隙間がないことを確認
しましょう。

仕様

リユーザブル

形状

Under the noseタイプ

酸素・圧ポート

なし

呼気ポート

あり

窒息防止弁

なし

ストラップの固定方法

ホール
（穴にストラップを通すタイプ）

クッションの素材

シリコーン

滅菌消毒方法

☒ **エチレンオキサイドガス**
☒ **オートクレーブ**
☒ **プラズマ**
☒ **ホルムアルデヒド**

マスクサイズゲージ

なし

マスク選びの
参考に！

CE石橋の勝手にレーダーチャート

※ただし、個人の見解です。

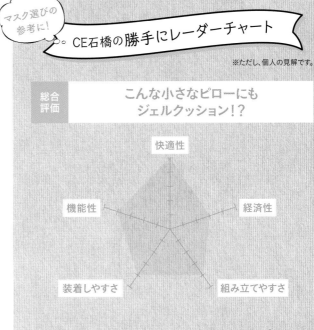

総合
評価

こんな小さなピローにも
ジェルクッション！？

快適性

機能性

経済性

装着しやすさ

組み立てやすさ

　ドリームウェアネーザルマスクのピロータイプです。ピ
ローの接触部にはフィリップス社お得意のジェルが搭載
され、フィット感をアップしてくれています。
　ドリームウェアネーザルマスクと同様、マスクフレーム
の中を空気が通る構造になっており、回路が口元に垂れ
てこないのが良いところ。結構、大事です。
　マスクフレームはドリームウェアシリーズと共通のた
め、クッションの交換でマスクタイプの変更が可能です。

Respironics, Inc.

ニュアンス ジェルピローマスク

| 販売 | ●(株)フィリップス・ジャパン
●フクダ電子(株)
●チェスト(株)
●帝人ファーマ(株) | 価格 | ●24,000円(税別) |

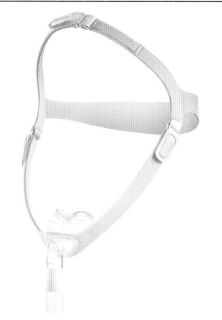

在宅

資料提供／(株)フィリップス・ジャパン

＼オススメPoint／

○ Under the Noseタイプで鼻梁部への接触がありません。

○ ジェルとシリコンを組み合わせたピローは優しい接触感を与えつつ、リークが少なく機密性を保ちます。

○ ヘッドギアに滑りにくい素材を使用したことで就寝中もずれにくく、安定して使用できます。

○ ピローの先端を短くすることで鼻孔に当てるだけでフィットします。

サイズ展開	S	M	L	XL
対象	成人			
重さ	約70 g	約70 g	約70 g	約70 g
マスク内容量	16.1 mL	16.1 mL	16.6 mL	16.6 mL
型番	1117395			

※重さは実測値(筆者測定)

CHAPTER. 1
CHAPTER. 2
CHAPTER. 3
CHAPTER. 4
CHAPTER. 5
CHAPTER. 6
CHAPTER. 7
CHAPTER. 8
CHAPTER. 9

装着時の
チェック
ポイント

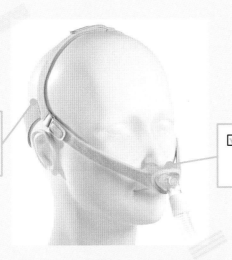

CHECK!

☑ ヘッドギアは後頭部を
包むイメージで装着し
ましょう。

☑ ピローを装着したとき
に鼻孔に隙間がないこ
とを確認しましょう。

仕様

リユーザブル

形状

Under the noseタイプ

酸素・圧ポート

なし

呼気ポート

あり

窒息防止弁

あり

ストラップの固定方法

ホール
（穴にストラップを通すタイプ）

クッションの素材

シリコーン

滅菌消毒方法

☒ エチレンオキサイドガス
☒ オートクレーブ
☒ プラズマ
☒ ホルムアルデヒド

マスクサイズゲージ

なし

マスク選びの
参考に！

CE石橋の**勝手にレーダーチャート**

※ただし、個人の見解です。

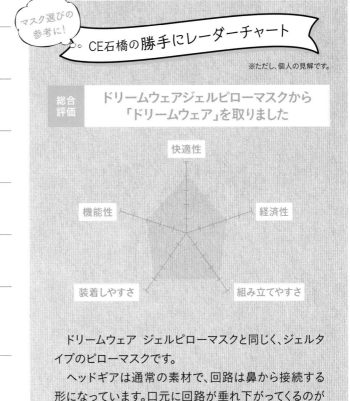

総合
評価 ドリームウェアジェルピローマスクから
「ドリームウェア」を取りました

快適性

機能性　　　　　　　　　　　経済性

装着しやすさ　　　　　　組み立てやすさ

　ドリームウェア　ジェルピローマスクと同じく、ジェルタ
イプのピローマスクです。
　ヘッドギアは通常の素材で、回路は鼻から接続する
形になっています。口元に回路が垂れ下がってくるのが
気になる人は、ドリームウェアシリーズのマスクを選択し
ましょう。

ResMed

AirFit P10

販売 ●レスメド(株)
　　●帝人ファーマ(株)
　　●フクダ電子(株)

価格 ●—

病棟　在宅

資料提供／レスメド(株)

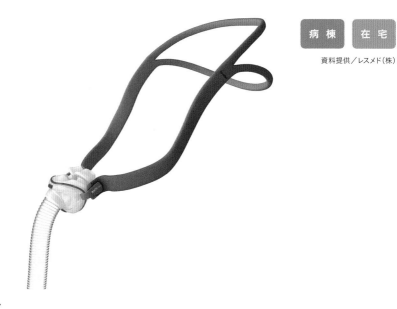

\オススメPoint/

○ 非常にシンプルな構造でフレーム、ピロー、ヘッドギアの3パーツのみで構成。

○ ヘッドギアは長さ調整が不要な伸縮性に富んだ素材を採用しています。

○ 非常に軽いのも特徴的。

○ 呼気ポートが特殊メッシュ加工されており、とても静かになっています。

サイズ展開	XS	S	M	L
対象	成人			
重さ	ヘッドギアS：43.41 g	ヘッドギアS：43.57 g ヘッドギアST：45.40 g	ヘッドギアS：43.81 g ヘッドギアST：45.50 g	ヘッドギアST：46.03 g
マスク内容量	107 mL	107 mL	112 mL	123 mL
型番	—	—	—	—

※重さは実測値(筆者測定)　※ヘッドギアS：スモール、ヘッドギアST：スタンダード

CHAPTER. 1
CHAPTER. 2
CHAPTER. 3
CHAPTER. 4
CHAPTER. 5
CHAPTER. 6
CHAPTER. 7
CHAPTER. 8
CHAPTER. 9

装着時の
チェック
ポイント

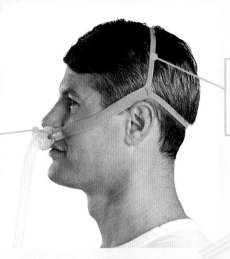

CHECK!

☑ ピローを押し付けすぎ
てクッション性がなく
なっていないか確認し
ましょう。

☑ 上部下部ストラップ
を近づけるときつく、
広げると緩く装着で
きます。

仕様
リユーザブル

形状
Under the noseタイプ

酸素・圧ポート
なし

呼気ポート
あり

窒息防止弁
なし

ストラップの固定方法
その他

クッションの素材
シリコン

滅菌消毒方法
☒ エチレンオキサイドガス
☒ オートクレーブ
◉ プラズマ
☒ ホルムアルデヒド

マスクサイズゲージ
あり

マスク選びの
参考に！

CE石橋の勝手にレーダーチャート

※ただし、個人の見解です。

| 総合評価 | とっても使いやすいピローマスク！ |

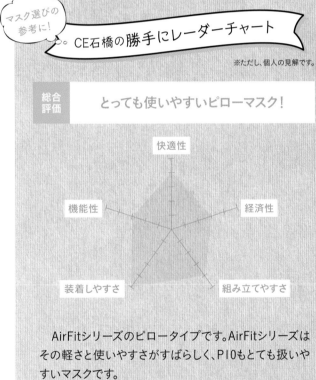

快適性

機能性

経済性

装着しやすさ

組み立てやすさ

　AirFitシリーズのピロータイプです。AirFitシリーズは
その軽さと使いやすさがすばらしく、P10もとても扱いや
すいマスクです。
　パーツが少なくシンプルな構造ながら、しっかりとした
ヘッドギアでホールド感もばっちりです。ピロータイプの
中では使いやすい代表選手といえるでしょう。

Fisher & Paykel Healthcare

F&P Brevida ネーザルピローマスク

販売 ●フィッシャー＆パイケル ヘルスケア(株)　価格 ●260,000 円(税別)／10個入
●チェスト(株)

病棟　在宅

資料提供／フィッシャー＆パイケル ヘルスケア(株)

\\オススメPoint//

○ AirPillowシールが鼻全体を包み込み、接触面を広くとることで密着性が向上します。

○ 呼気ポートに搭載されたエアーディフューザーが静音効果をもたらします。

○ 可動性の高いボールソケットエルボーは、マスクに掛かる力を分散してくれるので患者さんの負担が軽減されます。

○ ヘッドギアに伸縮性のある素材とない素材を組み合わせることで、フィット感がさらに改善されています。放熱性にも優れ、快適性が向上しています。

○ Easyフレームに青いハイライトが入っており、分解・洗浄・組み立てがもっともっと簡単になりました。クッションを取り替えるだけサイズ変更が可能です。

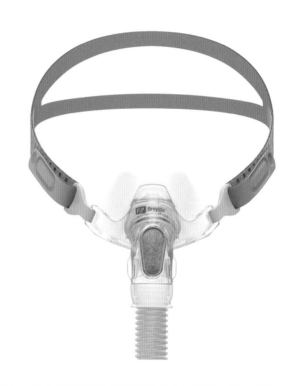

サイズ展開	XS〜S	M〜L
対象	成人	
重さ	54 g	57 g
マスク内容量	29 mL	33 mL
型番	BREISMA ※2サイズのシールが同梱	

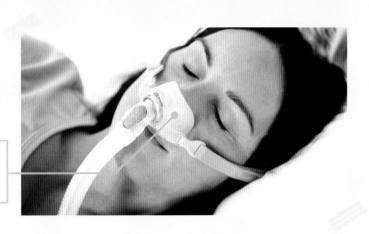

装着時の
チェック
ポイント

CHECK!

☑ クッションは鼻の
下に当てて包むよ
うにします。

仕様

リユーザブル

形状

Under the noseタイプ

酸素・圧ポート

なし

呼気ポート

あり

窒息防止弁

なし

ストラップの固定方法

クリップ

クッションの素材

シリコン

滅菌消毒方法

☒ エチレンオキサイドガス
☒ オートクレーブ
◉ プラズマ (Sterad®：100S、
100NX、NX)
☒ ホルムアルデヒド
その他：①熱消毒 (90℃にて1分
間／80℃にて10分間／75℃にて
30分間)、②化学消毒 (CIDEX®
OPA)

マスクサイズゲージ

なし

マスク選びの
参考に！

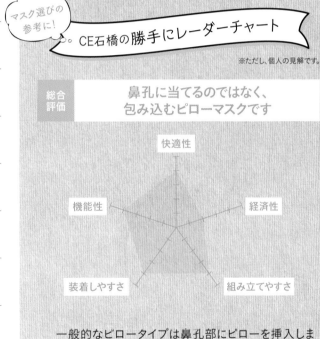

CE石橋の勝手にレーダーチャート

※ただし、個人の見解です。

総合評価 鼻孔に当てるのではなく、
包み込むピローマスクです

快適性
機能性
経済性
装着しやすさ
組み立てやすさ

　一般的なピロータイプは鼻孔部にピローを挿入しま
すが、Brevidaは鼻を包み込む構造になっているため、
フィット感がさらに向上し安心感があります。回路接続
部が青いハイライトになっていてわかりやすく、組み立て
やすさにも配慮されています。
　また、F&P社製のほかのマスクと同様に、ボールソケッ
トエルボーが立体的な可動性を実現しているなど、患者
さん想いのマスクです。

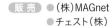

Apex

ウィザード ネーザルピローマスク

販売 ● (株)MAGnet 　　　価格 ● 18,000 円(税別)
　　　● チェスト(株)

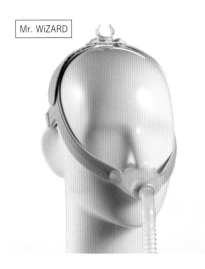

Mr. WiZARD

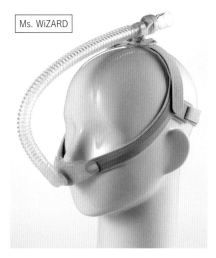

Ms. WiZARD

急性期

病　棟

在　宅

資料提供／
(株)MAGnet

＼オススメPoint／

◯ 頭頂部に回路を固定するクリップは取り外し可能です。

◯ クイックリリースコネクターによりワンプッシュで回路の着脱が可能です。

◯ 回路付きのエルボーは球状スイベルで可動性が高くなっています。

◯ 在宅向けに収納ケースや洗浄用ブラシが付属しています。

◯ 男性用と女性用のサイズ展開があります。

サイズ展開	Mr. WiZARD (S/M/L入り)	Ms. WiZARD (XS/S/M入り)
対象	成人	
重さ	約80 g	約80 g
マスク内容量	―	―
型番	9N679010	9N679011

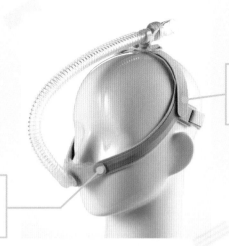

装着時の
チェック
ポイント

CHECK!

☑ヘッドギアは後頭部を
包むイメージで装着
しましょう。

☑ピローを装着したとき
に鼻孔に隙間がないこ
とを確認しましょう。

仕様

リユーザブル

形状

Under the noseタイプ

酸素・圧ポート

あり（1カ所）

呼気ポート

あり

窒息防止弁

あり

ストラップの固定方法

ホール（穴にストラップを通すタ
イプ）

クッションの素材

シリコン

滅菌消毒方法

☒ エチレンオキサイドガス
☒ オートクレーブ
☒ プラズマ
☒ ホルムアルデヒド

マスクサイズゲージ

あり

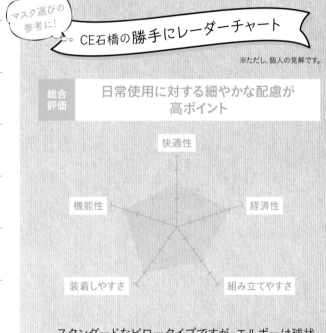

マスク選びの
参考に！

CE石橋の**勝手にレーダーチャート**

※ただし、個人の見解です。

総合
評価 | 日常使用に対する細やかな配慮が
高ポイント

快適性
機能性
経済性
装着しやすさ
組み立てやすさ

　スタンダードなピロータイプですが、エルボーは球状
スイベルで可動性が高く、回路は頭頂部に固定すること
ができます。専用の洗浄用ブラシや収納ケースも付属さ
れているなど、日常使用に対する細やかな配慮がポイン
ト高いです。また、ヘッドギアの固定部分に面ファスナー
を使用していないため、面ファスナーの劣化を気にする
必要がありません。マスクに最低限必要な機能はきちん
と備えた上で、保守管理にも目が行き届いています。忘
れられがちですが長期管理では大事なことですね。

CHAPTER.1
CHAPTER.2
CHAPTER.3
CHAPTER.4
CHAPTER.5
CHAPTER.6
CHAPTER.7
CHAPTER.8
CHAPTER.9

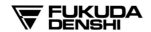

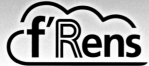
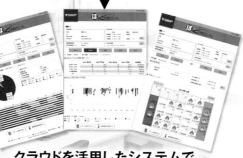

マウスピース

CHAPTER. 7

基本構造とセッティング

・マウスピースの構造の特徴

サポートアーム

サポートアーム内に回路を挿入して使用します。アームの向きや形状は自由に調整できます。

マウスピース

患者が呼吸を行う際にマウスピースをくわえると、NPPVがそれを感知して設定された換気を行います。

ディスポーザブル回路

本体に接続しサポートアームの中を通して口元に配置します。

画像提供／(株) フィリップス・ジャパン

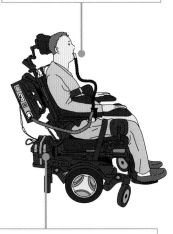

マウスピースが口元に来るよう、サポートアームを用いて固定します。

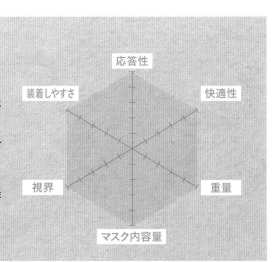

使用する際はマウスピースベンチレーション (MPV) モードを用います。

総評

マウスピース

- マスクのように顔に固定しないので患者に負担はかかりません。
- 患者が自分でマウスピースをくわえられるのが前提です。
- 使用するのは基本的に在宅のみです。
- サポートアーム内への回路の挿入は非常に大変で苦労します……。

応答性
装着しやすさ　　　　快適性
視界　　　　重量
マスク内容量

Respironics, Inc.

ストロー型マウスピース／アングルドマウスピース

販売 ●(株)フィリップス・ジャパン
●チェスト(株)

価格 ●ストロー型マウスピース 750円(税別)
●アングルドマウスピース 1,300円(税別)

資料提供／(株)フィリップス・ジャパン

\\オススメPoint//

◯ マウスピースベンチレーション
用の専用のマウスピースです。

◯ フレキシブルなアームで車い
すなどにも固定が可能です。

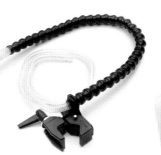

病棟　在宅

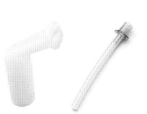

装着時の
チェック
ポイント

CHECK!

☑ マウスピース
が口元にくる
よう固定しま
しょう。

☑ 固定具の装着
を確認します。

仕様
ディスポーザブル(一人の患者用)

マウスピースの素材
ポリエチレン

滅菌消毒方法
❌ エチレンオキサイドガス
❌ オートクレーブ
❌ プラズマ
❌ ホルムアルデヒド
その他：一人の患者用のため、滅
菌消毒不可。1日に1回食器用中
性洗剤を溶かしたぬるま湯で手
洗いし、自然乾燥させる。

サイズ展開	ストロー型マウスピース	アングルドマウスピース
対象	小児(5歳以上)〜成人　※MPV自体が5歳未満禁忌	
型番	1122616	FC06566

マスク選びの
参考に!

°。CE石橋の 勝手にレーダーチャート

※ただし、個人の見解です。

　フィリップス社製のマウスピースです。フレキシブ
ルアームの先端に装着して使用します。フレキシブル
アームは非常に重いためそのままでは使えませんが、
日常使用する電動車いすなどに固定して使用するの
で問題にはなりません。フレキシブルアームを使用す
るにはアームの中に回路を通す必要があり結構大変
です。筆者も試しましたがなかなか難しいです。回路
を通すのが難しい場合、フレキシブルアームの横に回
路を這わせて面ファスナーで固定するとよいでしょう。

総合評価 フレキシブルアームは便利だけど
セットアップが難しい

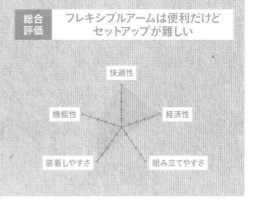

ResMed

EasySpeakマウスピース

販売 ● フクダライフテック(株)　　　価格 ● ―

資料提供／レスメド(株)

病棟　　在宅

＼オススメPoint／

○ マウスピースベンチレーション専用のマウスピースです。

○ フレキシブルチューブあり・なしから選択可能です。

○ 構造はシンプルで洗浄も簡単です。

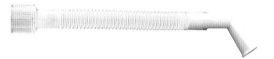

CHECK!

装着時のチェックポイント

☑ 必要時に使用できるよう手の届く範囲に置きましょう。

仕様
ディスポーザブル

マウスピースの素材
ポリプロピレン

滅菌消毒方法
☒ エチレンオキサイドガス
☒ オートクレーブ
☒ プラズマ
☒ ホルムアルデヒド

マスク選びの参考に！

°○。CE石橋の **勝手にレーダーチャート**

※ただし、個人の見解です。

総合評価 **シンプルで使いやすいマウスピース**

レスメド社製のマウスピースです。フレキシブルチューブの有無を選択することができます。シンプルな構造のため特筆すべきポイントは少ないですが、管理しやすいのも良いところです。マウスピースの固定には別途固定具を準備する必要があります。

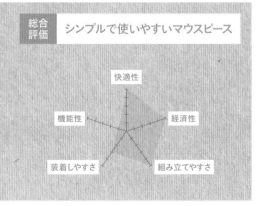

快適性
機能性
経済性
装着しやすさ
組み立てやすさ

石橋式
マスクフィッティング
スペシャルテクニック

CHAPTER. 8

1 カテーテル埋没法 ▶Web動画

○ 一般的な固定方法の場合

　経鼻胃管などのカテーテルが挿入されている患者の場合、マスクのクッションの接触面に段差ができやすく、リークが発生します（写真）。リークをなくそうとして創傷被覆材を重ね貼りしたり、マスクを強く圧迫したりすることで褥瘡の原因になってしまいます。

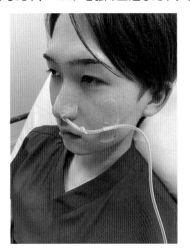 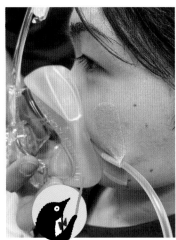

○ カテーテル埋没法の特徴

　カテーテル埋没法は、経鼻胃管（NGチューブ）を骨のない口角に埋没させることによって段差を抑える方法です。マスクとの接触面がフラットになり、リークの発生を抑制することができます（写真）。創傷被覆材の重ね貼りやマスクを強く圧迫する必要がないので褥瘡が発生しにくくなります。

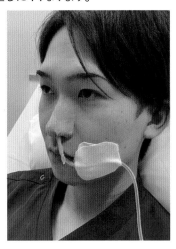 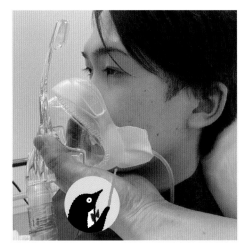

カテーテル埋没法の手順

● 準備するもの

約 5 cm 四方にカットした固定用テープ（伸縮性サージカルテープなど）：2 枚

---

① 顔の清拭

○ 皮膚を洗浄し、皮脂を落として清潔な状態にします。

○ 男性の場合はひげも剃りましょう。

---

② 固定する側の口角に1枚目の固定用テープを貼る

○ 固定用テープは口角の中心になるよう真横に貼ります。

○ 頬骨の上に貼ると NG チューブが埋没できないので注意！

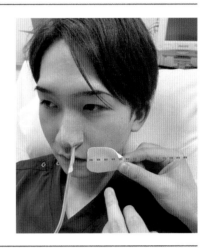

---

③ NGチューブの位置を調整

○ NG チューブは口角の真横に沿うように位置を調整します。口角に合わせることで、上下の頬肉が集めやすくなります。

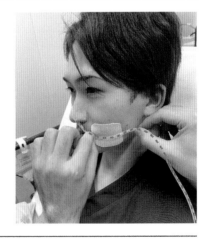

---

④ 皮膚をつまんでNGチューブを埋没させる

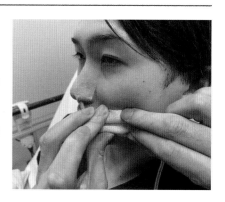

○ 上下の頬肉の皮膚をつまんで寄せ、集めた皮膚の中に NG チューブを埋没させます。

○ NGチューブを皮膚に押し付けるのではなく、上下の皮膚を集めてくるのがポイントです。

○ 両手の人差し指で NG チューブを押さえながら、親指と中指で上下の皮膚を集めるようにすると簡単です。

⑤ 2枚目の固定用テープを貼る

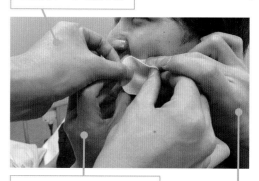

固定用テープを貼る係

NG チューブを埋没させる係

○ 上から蓋をするように2枚目の固定用テープを貼ります。

○ 慣れると一人でもできますが、最初はNGチューブを埋没させる係と固定用テープを貼る係の二人で行うとよいでしょう。

⑥ 完成

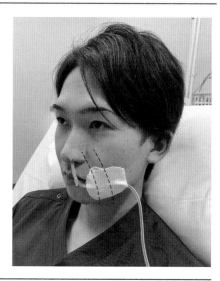

○ マスクが当たる部分が平坦になっていたら大成功です。

○ NG チューブすべてを皮膚に埋没させる必要はありません。マスクが当たる部分だけ（2～3 cm 程度）が埋没していれば十分です。

○ シワの多い高齢者ほど簡単に埋没させることが可能です。

○ NGチューブは押し付けていないので皮膚を圧迫しません。

うまくいくコツ

○ あくまでも NG チューブは埋没させるのがポイントです。NG チューブを無理やり押さえ付けるのではなく、皮膚をつまんで埋没させるよう注意しましょう。

○ マスクが接触する部分だけでも埋没できれば十分リークを減らすことができます。

○ 慣れるまでは二人でやりましょう。

よくある質問

**Q：皮膚に食い込んで褥瘡ができませんか？
なんだか痛そうですが……。**

A：埋没させるだけなのでチューブの圧迫がなくなり、むしろ痛くなくなります。不安があれば一度スタッフ間で練習を兼ねて試してみましょう。

Q：固定に使うテープは何がよいですか？

A：基本的にテープの幅が 5 cm 程度あれば何でも大丈夫です。
普段、NG チューブの固定に使っているテープを使うとよいでしょう。

Q：固定用テープはどのくらいの頻度で交換すればいいですか？

A：自施設の基準に従い、普段の NG チューブの固定を交換している頻度を目安にしてください。

CHAPTER.1
CHAPTER.2
CHAPTER.3
CHAPTER.4
CHAPTER.5
CHAPTER.6
CHAPTER.7
CHAPTER.8
CHAPTER.9

② シール法

 Web動画

シール法の特徴

　顔に貼ったフィルム材をNPPVからの圧力で風船のように膨らませることにより、マスククッションと顔の隙間を埋める方法です。

○ 口角にかかるようにフィルム材を大きく貼ります。このとき、口角付近のフィルム材は浮かせるようにしておきます。

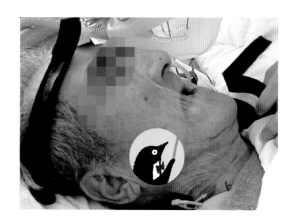

○ NPPVで換気を始めるとフィルム材の内側に陽圧がかかり、風船のように膨らみます。

○ フィルム材はマスクと顔の隙間を埋めるように膨らんでくれるため、痩せて頬が瘦けていたり、入れ歯を外している場合でもリークを大幅に減らすことが可能です。

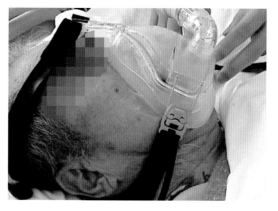

シール法の手順

◎ 準備するもの

約10 cm×15 cmのフィルム材：2枚

① 顔の清拭

◯ 皮膚を洗浄し、皮脂を落として清潔な状態にします。男性の場合はひげも剃りましょう。

② フィルム材を貼る

◯ 口角より1cmほど内側の位置からフィルム材を貼ります。

- - - 目にかからないようにします。
- - - 鼻翼ぎりぎりに貼ります。
- - - 口角から1cmほど内側に貼り、口角付近はやや浮かせておきます。

正面
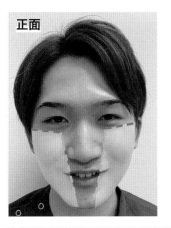
斜面
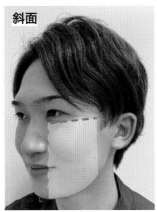
側面
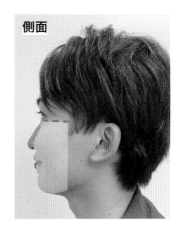

うまくいくコツ

◯ ひげが生えているとフィルム材が貼り付かないので必ず剃るようにしましょう。

◯ 皮脂があるとフィルム材がすぐに剝がれてしまうため、きれいに顔を清拭しておきましょう。

◯ フィルム材は顔の両側を覆うようにできるだけ大きく広い範囲に貼りましょう。

◯ フィルム材は必ず口角に1cmほど重なるようにしましょう。そこから空気が入ることによって膨らみます。

◯ 圧力がかかるとフィルム材が膨らみながら剝がれて風船のようになります。膨らんだフィルム材がマスクと顔の隙間を埋めてシールしてくれます。

◯ フィルム材を貼ることで開口動作が制限されるため、すべての患者には適応できません。あくまでも急性期でNPPVの導入が必須な症例が対象となります。

・よくある質問

Q：フィルム材はどのくらいの頻度で貼り替えればよいですか？

A：頻繁に貼り替えると皮膚障害の原因にもなりますので、フィルム材が
剥がれてきたり汚染されたタイミングで貼り替えるようにしましょう。

Q：フィルム材が剥がれてきてしまい、反対側からリークが起こるんですが……。

A：フィルム材の粘着力が弱くなってきているか、皮脂が残っていることが考えられます。顔の清拭をもう一度やり直してみましょう。

このマークが目印！　▶ Web動画

Web動画の視聴方法

本書の動画マークのついている項目は、Web ページにて動画を視聴できます。以下の手順でアクセスしてください。

■ **メディカ ID（旧メディカパスポート）未登録の場合**
メディカ出版コンテンツサービスサイト「**ログイン**」ページにアクセスし、「**初めての方**」から会員登録（無料）を行った後、下記の手順にお進みください。

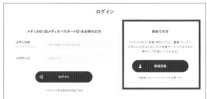

https://database.medica.co.jp/login/

■ **メディカ ID（旧メディカパスポート）ご登録済の場合**
①メディカ出版コンテンツサービスサイト「**マイページ**」にアクセスし、メディカ ID でログイン後、下記のロック解除キーを入力し「**送信**」ボタンを押してください。

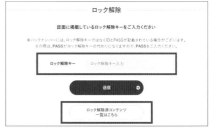

https://database.medica.co.jp/mypage/

②送信すると、「**ロック解除されたコンテンツは下記でご覧いただけます。下の一覧ボタンを押してください**」と表示が出ます。「**ロック解除済コンテンツ一覧はこちら**」ボタンを押して、一覧表示へ移動してください。

③一覧の中から視聴したい番組（本書）のサムネイルを押すと、本書の動画がすべて表示されます。

④視聴したい動画のサムネイルを押して動画を再生してください。

※「ロック解除済コンテンツ一覧はこちら」では、以前にロック解除した履歴のあるコンテンツを全て表示しています。

ロック解除キー　rsp21sm5np

＊WEB ページのロック解除キーは本書発行日（最新のもの）より３年間有効です。有効期間終了後、本サービスは読者に通知なく休止もしくは終了する場合があります。
＊ロック解除キーおよびメディカ ID・パスワードの、第三者への譲渡、売買、承継、貸与、開示、漏洩にはご注意ください。
＊図書館での貸し出しの場合、閲覧に要するメディカ ID 登録は、利用者個人が行ってください（貸し出し者による取得・配布は不可）。
＊PC（Windows / Macintosh）、スマートフォン・タブレット端末（iOS / Android）で閲覧いただけます。推奨環境の詳細につきましては、メディカ出版コンテンツサービスサイト「よくあるご質問」ページをご参照ください。

スキンケア製品ガイド

CHAPTER. 9

スキンケア物品の種類

・ドレッシング材 →p.162〜

　創傷部の治療保護目的で使用します。それぞれ使用目的と効果が決まっており、真皮に至る創傷用や皮下組織に至る創傷用などの機能区分に分類される高度管理医療機器です。素材にはハイドロコロイド材やポリウレタン、シリコンなどさまざまな種類があり、これらの組み合わせによって吸収性やクッション性が製品ごとに異なります。また、中には銀イオンによる抗菌作用やシリコン粘着剤による創部への影響を抑えた製品などの工夫がなされています。

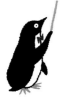

使用の際は償還価格に応じた保険請求を行うことができます。もちろんNPPVマスクを使用している症例でも適応に応じた褥瘡に対して使用すれば保険請求は可能です。

・クッション材 →p.170〜

　主に突端部や接触部の圧力を分散・除圧目的で使用します。ポリウレタンやシリコンなどのクッション材が使われていることが多く、一部の製品では滲出液の吸収も可能です。こちらは一般医療機器に分類され、使用しても保険請求を行うことはできません。

　クッション材が厚いほど圧力の分散効果は高いですが、段差が大きくなるためリークが増加しやすくなります。逆に薄いほど圧力の分散効果は低くなるものの、リーク量は抑えられるため、予防的に使用する場合は薄手のものから選択し、皮膚の発赤が強いようであれば厚手のものに変更するとよいでしょう。

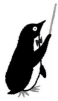

NPPVマスクを使用している症例では、マスク接触面の除圧や摩擦防止を目的として用います。真皮に至らない軽度の褥瘡の場合はこちらを用いるようにしましょう。

フィルム材 →p.179〜

　薄いフィルムで主に動脈ラインや静脈ラインの固定のほか、上記のドレッシング材やクッション材のうち粘着性を持たないタイプを貼付する際にも用います。

　フィルム材は摩擦を低減させる表面加工をされているものが多く、NPPVマスクを使用している症例では主に摩擦による皮膚損傷を防ぐ目的で使用します。ただし、ドレッシング材やクッション材のようなクッション性を持たないため、圧力分散・除圧効果は期待できません。

前述のシール法（→p.156）を実施する際はこのフィルム材を用います。

皮膚皮膜剤 →p.184〜

　フィルム材やテープなどを貼る前に皮膚に塗ることで薄い被膜を皮膚に形成し、皮膚への剥離刺激や粘着剤によるダメージを軽減してくれます。スプレーやワイプ、スティックなどさまざまなタイプの製品があります。薬液が目や鼻、口などに入らないようにする必要があり、NPPVマスクケアで使用するのであれば、ワイプやスティックタイプが使いやすいでしょう。ミストが目や口に入る可能性が高いスプレータイプの使用は避けましょう。

リムーバー →p.187〜

　貼付したテープやフィルム材を剥がしやすくする薬液です。特に脆弱な皮膚からテープなどを強く剥がすと表皮剥離することもあるため、必要に応じて使用します。

　製品にはスプレータイプとワイプタイプがありますが、皮膚皮膜材と同様に薬液が目や鼻、口などに入らないように注意が必要です。NPPVマスクケアで使用するのであればワイプタイプが使いやすいでしょう。スプレータイプはミストが目や口に入る可能性が高いため使用は避けます。また、使用後は必ず洗浄して皮膚に残った剥離液を取り除きましょう。

アルケア（株）

エスアイエイド

販売 ●アルケア（株）　　　　　　　　　　　　　　　　　　　　資料提供／アルケア（株）

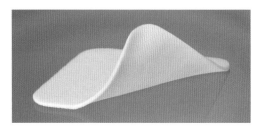
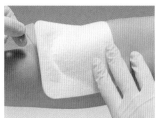

⚡オススメPoint⚡

◯ 低粘着のシリコーン粘着技術は褥瘡の剥離を防ぎます。

◯ 吸収層が滲出液を吸収してくれます。

医療機器分類	一般医療機器
一般名称	綿状創傷被覆・保護材
保険償還名称	なし
使用材料	シリコン：基材（ポリエステル不織布）、吸収層（レーヨン／ポリエステル不織布）、ゲル層（ポリエステルメッシュ／シリコーンゲル）、微粘着剥離フィルム（ポリエステル／シリコーン）
粘着性	全体
創部への使用	可
吸水性	能動的吸水（吸収層はガーゼ10層分の吸水性あり）

形状	正方形 （ラウンドカット）		長方形 （ラウンドカット）	長方形	長方形
規格	3号	5号	7号	10号	11号
製品番号	18751	18752	18753	18754	18755
サイズ	75×75 mm	100×100 mm	100×200 mm	200×300 mm	300×550 mm
厚さ	3 mm弱	3 mm弱	3 mm弱	3 mm弱	3 mm弱
入数	50枚／箱	50枚／箱	30枚／箱	10枚／箱	5枚／箱
価格（税抜）	10,000円／箱	13,000円／箱	15,600円／箱	15,000円／箱	15,000円／箱

※厚さは実測値

CE石橋の勝手にレビュー
※ただし、個人の見解です。

　　低粘着の創傷用シリコーンゲルドレッシングのため、既に発生した褥瘡の上に貼ることができます。メッシュ状に作られたシリコーンゲルメッシュは優しい粘着力ですが、しっかりと固定するにはさらにテープ固定が必要となります。薄いためクッション性はそれほど高いわけではありませんが、軽く除圧しつつ創傷治療が行えます。皮膚に貼ったときの感触はとても優しくてくせになりそうです。全面にシリコーンゲルメッシュ加工されているので自由にカットして使用できます。

アルケア(株)

バイオヘッシブAg(ライト)

販売 ●アルケア(株)

資料提供／アルケア(株)

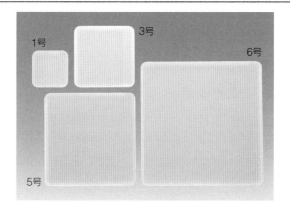

\\オススメPoint//

◯ スルファジアジン銀含有のハイドロコロイドが滲出液を吸収しつつ抗菌作用で衛生環境を維持。

◯ 薄く作られており貼付後も創部の観察が可能です。

医療機器分類	高度管理医療機器
一般名称	抗菌性ハイドロコロイド創傷被覆材
保険償還名称	皮膚欠損用創傷被覆材
使用材料	ハイドロコロイド ポリウレタンフィルム その他 (スルファジアジン銀)
粘着性	全体
創部への使用	可
吸水性	受動的吸水

形状	正方形			
規格	1号	3号	5号	6号
製品番号	19611	19612	19613	19614
サイズ	76×53 mm	76×54 mm	76×55 mm	76×56 mm
厚さ	1 mm程度(中心部)	1 mm程度(中心部)	1 mm程度(中心部)	1 mm程度(中心部)
入数	10枚／箱	10枚／箱	5枚／箱	5枚／箱
価格(税抜)	2,520円／箱	7,000円／箱	7,875円／箱	14,000円／箱

※厚さは実測値

CE石橋の勝手にレビュー
※ただし、個人の見解です。

　ハイドロコロイドを用いたドレッシング材のため、既に発生した褥瘡の上に貼ることができます。ハイドロコロイドは厚めのものが多い中で、バイオヘッシブAgライトはかなり薄く使いやすいですが、その分クッション性は控えめです。シートの端に行くほど薄く作られているので段差があまりできないところも意外と嬉しいポイントです。感染の徴候が見られる場合は銀イオン含有のこちらで対策しましょう。

コンバテックジャパン（株）

デュオアクティブ ET／CGF

販売 ●コンバテックジャパン（株）

資料提供／コンバテックジャパン（株）

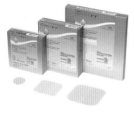 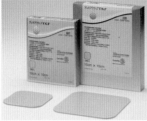

医療機器分類	ET：管理医療機器 CGF：高度管理医療機器
一般名称	ET：局所管理ハイドロゲル 創傷被覆・保護材 CGF：二次治癒ハイドロゲ ル創傷被覆・保護材
保険償還名称	ET：皮膚欠損用創傷被覆 材　真皮に至る創傷用 CGF：皮膚欠損用創傷被 覆材　皮下組織に至る創 傷用　標準型
使用材料	ハイドロコロイド ポリウレタンフィルム
粘着性	全体
創部への使用	可
吸水性	受動的吸水

✓オススメPoint✓

◯ ハイドロコロイド材が滲出液を吸収します。

◯ クッション性の高いCGFと薄く半透明で創の観察が可能なETを使い分けましょう。

デュオアクティブ ET

形状	長方形	正方形	正方形	正方形	長方形	楕円形
製品番号	ET51020	ET57520	ET10101	ET15151	ET52010	ETS20
サイズ	5×10 cm	7.5×7.5 cm	10×10 cm	15×15 cm	5×20 cm	3.8×4.4 cm
厚さ	約0.15 mm	約0.15 mm	約0.15 mm	約0.15 mm	約0.15 mm	約0.15 mm
入数	20個／箱	20個／箱	10個／箱	10個／箱	10個／箱	20個／箱
価格（税抜）	6,000円	6,720円	6,000円	13,500円	6,000円	1,920円

デュオアクティブ CGF

形状	正方形	正方形	長方形	正方形	長方形
製品番号	CGF1010	CGF1515	CGF1520	CGF2020	CGF2030
サイズ	10×10 cm	15×15 cm	15×20 cm	20×20 cm	20×30 cm
厚さ	約5 mm	約5 mm	約5 mm	約5 mm	約5 mm
入数	5個／箱	5個／箱	5個／箱	5個／箱	5個／箱
価格（税抜）	5,000円	11,250円	15,000円	20,000円	30,000円

CE石橋の勝手にレビュー

※ただし、個人の見解です。

　　ハイドロコロイド材を用いたドレッシング材で、クッション性の高いCGFと薄手のETから選択できます。CGFはそれなりに厚みがあるため摩擦を軽減してくれますが、段差からのリークに注意が必要です。ETは薄いので凹凸があっても曲面に合わせて貼付することが可能ですが、クッション性は控えめになっています。

　　ちなみにCGFは皮下組織に至る創傷用、ETは真皮に至る創傷でなければ保険請求はできません。

ユーロメド社

レプリケア ET／ウルトラ

販売 ● スミス・アンド・ネフュー（株）   資料提供／スミス・アンド・ネフュー（株）

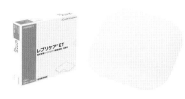
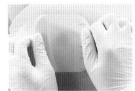
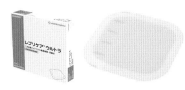
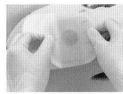

医療機器分類	ET：管理医療機器 ウルトラ：高度管理医療機器
一般名称	ET：局所管理ハイドロゲル創傷被覆材・保護材 ウルトラ：二次治癒ハイドロゲル創傷被覆材・保護材
保険償還名称	皮膚欠損用創傷被覆材
使用材料	外層：ポリウレタンフィルム 皮膚粘着層：親水性コロイド、疎水性コロイド
粘着性	全体
創部への使用	可
吸水性	受動的吸水

＼オススメPoint／

◯ 真皮に至る創傷用としてレプリケアET、皮下組織に至る創傷用としてレプリケアウルトラの2種から選択できます。

◯ 非常に薄いため貼付けた後も創部の観察が可能です。

◯ 表面のポリウレタンフィルムで摩擦軽減効果があります。

形状	ET		ウルトラ
	長方形	正方形	正方形
製品番号	66801612	66801615	66000434
サイズ	5×7 cm	10×10 cm	10×10 cm
厚さ	0.44 mm	0.44 mm	1.0 mm
入数	10枚／箱	10枚／箱	10枚／箱
価格（税抜）	2,100円／箱	6,000円／箱	10,000円／箱

CE石橋の勝手にレビュー
※ただし、個人の見解です。

　　レプリケアシリーズは薄型のハイドロコロイドドレッシング材のため、既に発生した褥瘡に貼ることができます。厚手の商品が多いハイドロコロイドドレッシング材の中でもかなり薄く、マスク装着時の段差も少ないのも使いやすいポイントです。何より表面のポリウレタンフィルムが摩擦を減らしてくれることで、マスクによる擦れを軽減してくれます。クッション性は控えめですが、既に褥瘡が発生している場合には選択肢に挙げましょう。

CHAPTER.1
CHAPTER.2
CHAPTER.3
CHAPTER.4
CHAPTER.5
CHAPTER.6
CHAPTER.7
CHAPTER.8
CHAPTER.9

スミス・アンド・ネフュー（株）

ハイドロサイト ADジェントル

販売 ●スミス・アンド・ネフュー（株）

資料提供／スミス・アンド・ネフュー（株）

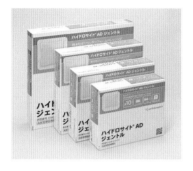
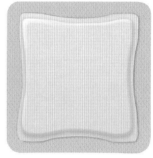

オススメPoint

○ シリコーンゲルが非常にソフトかつズレにくい粘着性を実現。

○ 滲出液を吸収しつつ過剰な水分を水蒸気として放出します。

○ ポリウレタンフォームが圧力を分散してくれます。

医療機器分類	高度管理医療機器
一般名称	二次治癒フォーム状創傷被覆・保護材
保険償還名称	皮膚欠損用創傷被覆材
使用材料	外層：高水蒸気透過性ポリウレタン 創面：シリコーンゲル、ポリウレタンネット 中間：親水性フォーム
粘着性	全体
創部への使用	可
吸水性	能動的吸水

形状	正方形				長方形	マルチサイト 貼付部位を選ばない特殊な形状	仙骨用小 仙骨部貼付に適した形	仙骨用大 仙骨部貼付に適した形
製品番号	66800538	66800539	66800540	66800541	66800900	66800959	66800898	66801031
サイズ	7.5×7.5 cm	10×10 cm	12.5×12.5 cm	17.5×17.5 cm	10×20 cm	17.1×17.9 cm	17.1×16.8 cm	21.6×23 cm
厚さ	約4 mm	約4 mm	約4 mm	約4 mm	約4 mm	約4 mm	約4 mm	約4 mm
入数	10枚／箱	10枚／箱	10枚／箱	10枚／箱	10枚／箱	10枚／箱	10枚／箱	10枚／箱
価格(税抜)	2,500円／箱	5,625円／箱	10,000円／箱	22,500円／箱	11,900円／箱	9,994円／箱	9,633円／箱	18,200円／箱

※厚さは実測値

CE石橋の勝手にレビュー ※ただし、個人の見解です。

　ポリウレタンフォームを使用しているのでクッション性が高く、滲出液をすばやく吸収してくれます。使用しているシリコーンゲルによる粘着力は優しくズレにくいようにできています。吸収部にもシリコーンゲルがついているため、形状に合わせてカットして使用できます。サイズバリエーションがたくさんありますが、マスク用としてなら一番小さいサイズで十分です。既に発生した褥瘡に貼ることができる上、クッション性も期待できます。

スリーエム ジャパン（株）

3M テガダーム ハイドロコロイド ライト ドレッシング

販売 ● スリーエム ジャパン（株）

資料提供／スリーエム ジャパン（株）

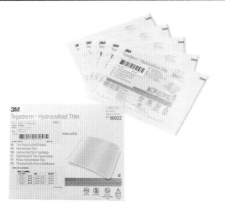

⁄⁄オススメPoint⁄⁄

○ 楕円タイプは粘着性フィルムとハイドロコロイド材が一体になっています。

○ ハイドロコロイド材が創部からの滲出液を吸収します。

○ 褥瘡深度に応じて通常タイプとライトタイプから選択可能。

医療機器分類	管理医療機器
一般名称	局所管理ハイドロゲル創傷被覆・保護材
保険償還名称	皮膚欠損用創傷被覆材 テガダーム ハイドロコロイド ライト
使用材料	ハイドロコロイド
粘着性	全体
創部への使用	可
吸水性	受動的吸水

形状	楕円		四角
製品番号	90021	90023	90022
サイズ	10×12 cm	13×15 cm	10×10 cm
ハイドロコロイド材サイズ	7×9 cm	10×12 cm	10×10 cm
入数	10枚／箱	10枚／箱	5枚／箱
価格（税抜）	3,460円	7,000円	3,000円

CE石橋の勝手にレビュー
※ただし、個人の見解です。

　褥瘡の深度に応じて通常タイプとライトタイプから選択しますが、マスクに使用するなら基本はライトタイプになります。通常タイプはかなり厚みがあるため鼻根部などへの貼付には向きません。また、ハイドロコロイド材はそれ自体が粘着力を持っていますが、最近のシリコーンゲルなどの粘着剤と比較してかなり強い粘着力があります。逆に一度剥がすと粘着力が急激に低下するため貼り直しは困難です。やや固めでクッション性もあまりないためクッション性よりも褥瘡治療を優先する場合に使用しましょう。

スリーエム ジャパン(株)

3M テガダーム フォームドレッシング

販売 ●スリーエム ジャパン(株)

資料提供／スリーエム ジャパン(株)

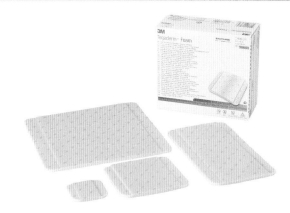

＼オススメPoint／

◯ 吸水性と水蒸気透過性を持ったフォームドレッシングです。

◯ 表面は水蒸気のみ通して水滴や細菌を通しません。

医療機器分類	高度管理医療機器
一般名称	二次治癒フォーム状創傷被覆・保護材
保険償還名称	皮膚欠損用創傷被覆材 テガダーム フォーム ドレッシング
使用材料	ポリウレタンフォーム ポリウレタンフィルム
粘着性	なし
創部への使用	可
吸水性	受動的吸水

形状	四角			
製品番号	90600	90601	90602	90603
サイズ	5×5 cm	10×10 cm	10×20 cm	20×20 cm
入数	10枚／箱	10枚／箱	5枚／箱	5枚／箱
価格(税抜)	3,000円	10,000円	10,000円	20,000円

CE石橋の勝手にレビュー

※ただし、個人の見解です。

　　吸水性フォームが創部からの滲出液を吸収し湿潤環境を維持してくれます。さらにクッション性も高く圧力の軽減も期待できますが、吸水性フォームがそれなりの厚みを持っているため、NPPVで褥瘡が頻発しやすい鼻根部のような突端部にはあまり向きません。逆に前額部のような平坦部であれば、その厚みとクッション性から皮膚に与える影響を低減することができます。

メンリッケヘルスケア（株）

メピレックス ／メピレックス Ag

販売 ●メンリッケヘルスケア（株）　　　　　　　　　　　　　　資料提供／メンリッケヘルスケア（株）

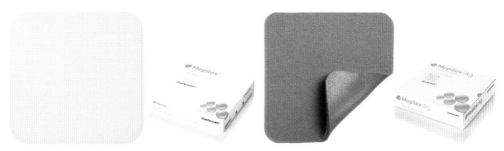

✒オススメPoint✒

◯ ソフトシリコンを用いたセーフタックテクノロジーはとても優しい粘着力を実現。

◯ 硫酸銀含有のポリウレタンフォームが滲出液を吸収しつつ抗菌作用で衛生環境を維持。

医療機器分類	高度管理医療機器
一般名称	メピレックス：二次治癒フォーム状創傷被覆・保護材 メピレックス Ag：抗菌性創傷被覆・保護材
保険償還名称	皮膚欠損用創傷被覆材　皮下組織に至る創傷用 標準型
使用材料	シリコン ポリウレタン 銀（メピレックス Agのみ）
粘着性	あり
創部への使用	可
吸水性	受動的吸水

メピレックス

形状	正方形	楕円	正方形	正方形	長方形	ヒールタイプ
製品番号	294100	294200	294300	294400	294500	288100
サイズ	10 cm×10 cm	10 cm×20 cm	15 cm×15 cm	20 cm×20 cm	20 cm×50 cm	13 cm×20 cm
入数	5枚／箱	5枚／箱	5枚／箱	5枚／箱	2枚／箱	5枚／箱
価格（税抜）	5,000円	10,000円	11,250円	20,000円	20,000円	9,900円

メピレックス Ag

形状	正方形	楕円	正方形	正方形	長方形
製品番号	287110	287210	287310	287410	287510
サイズ	10 cm×10 cm	10 cm×20 cm	15 cm×15 cm	20 cm×20 cm	20 cm×50 cm
入数	5枚／箱	5枚／箱	5枚／箱	5枚／箱	2枚／箱
価格（税抜）	5,000円	10,000円	11,250円	20,000円	20,000円

CE石橋の勝手にレビュー
※ただし、個人の見解です。

　　ソフトシリコンによる粘着力は優しく貼り付きながらもズレを防いでくれます。また、ポリウレタンフォームが滲出液を吸収・蒸散するだけでなく、さらにメピレックスAgであれば銀イオンによる持続的な抗菌作用も期待できます。既に発生した褥瘡に感染の徴候があればクッション性の高いポリウレタンフォームに銀イオンの2つで対応しましょう。

コンバテックジャパン（株）

ビジダーム

販売 ●コンバテックジャパン（株）

資料提供／コンバテックジャパン（株）

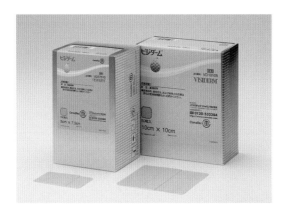

＼オススメPoint／

○ ハイドロコロイド材が滲出液を吸収します。

○ 薄型タイプなので凹凸のある部位へも貼りやすく、皮膚の観察も可能。

医療機器分類	雑品（衛生材料）
一般名称	粘着性創傷被覆・保護材
保険償還名称	なし
使用材料	ハイドロコロイド ポリウレタンフィルム
粘着性	全体
創部への使用	不可
吸水性	受動的吸水

形状	長方形	正方形	長方形
製品番号	VD57510	VD10105	VD15201
サイズ	5×7.5 cm	10×10 cm	15×20 cm
厚さ	約0.1 mm	約0.1 mm	約0.1 mm
入数	100個／箱	50個／箱	10個／箱
価格（税抜）	18,200円	18,400円	6,400円

CE石橋の勝手にレビュー ※ただし、個人の見解です。

　薄型のハイドロコロイド材のクッション材です。とは言え薄型なのでクッション性はあまり高くありませんが、摩擦による皮膚損傷を予防してくれます。クッション材に分類されますが、使用用途としてはクッション材とフィルム材の中間のような位置付けになります。薄型のメリットを生かして凹凸の大きな鼻梁部などに軽いクッションを持たせたり、摩擦を予防する際にぴったりです。

コンバテックジャパン（株）

ふぉーむらいと

販売 ●コンバテックジャパン（株）　　　　　　　　　　　　　資料提供／コンバテックジャパン（株）

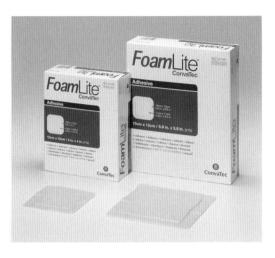

医療機器分類	一般医療機器
一般名称	救急絆創膏
保険償還名称	なし
使用材料	ポリウレタンフォーム シリコン ポリウレタンフィルム
粘着性	全体
創部への使用	可
吸水性	受動的吸水

＼オススメPoint／

◯ シリコーン粘着剤で剝離刺激を最小限にしてくれます。

◯ 吸水パッドが水分の吸収をするだけでなくクッションになります。

形状	長方形	正方形	正方形	正方形	正方形	長方形
製品番号	00475	00476	00477	00478	00479	00480
サイズ	5.5×12 cm	8×8 cm	10×10 cm	15×15 cm	5×5 cm	10×20 cm
厚さ（フォーム部）	約1mm	約1mm	約1mm	約1mm	約1mm	約1mm
入数	10個／箱	10個／箱	10個／箱	10個／箱	10個／箱	10個／箱
価格（税抜）	2,100円	2,100円	2,600円	5,200円	1,500円	5,200円

CE石橋の勝手にレビュー
※ただし、個人の見解です。

　厚さは1mmと薄手のタイプで、ポリウレタンの吸水パッドのクッション性は最小限になりますが、段差を生じにくいためリークの発生を抑えられます。また、全面にシリコーン粘着剤があるため貼り付いてズレにくく、剝がす際の刺激も最小限に抑えてくれます。純粋なクッション材ではなくフィルム材とクッション材の中間として、吸水性をもったものとして使用しましょう。

スミス・アンド・ネフュー（株）

シカケア

販売 ●スミス・アンド・ネフュー（株）　　　　　　　　　　　　　資料提供／スミス・アンド・ネフュー（株）

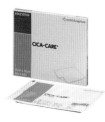
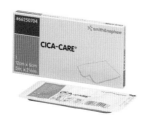
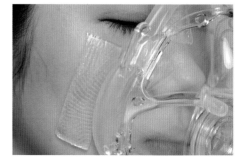

✎オススメPoint✎

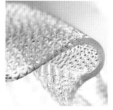

○ 粘着性と柔軟性を併せ持ったシリコンジェルシート。

○ 洗浄しても粘着力が低下しないため再使用可能。

医療機器分類	一般医療機器
一般名称	皮膚バリア粘着プレート
保険償還名称	なし
使用材料	シリコン
粘着性	全体
創部への使用	創面に直接触れることは不可
吸水性	なし

形状	長方形	
製品番号	66250704	66250706
サイズ	6×12 cm	12×15 cm
厚さ	約2 mm	約2 mm
入数	1枚／箱	1枚／箱
価格（税抜）	4,390円／箱	7,350円／箱

※厚さは実測値

CE石橋の**勝手にレビュー**　※ただし、個人の見解です。

　　切りやすく貼り付けやすいシリコンジェルシートは、マスクの除圧目的として使いやすい素材です。特に糊を使わないため、洗浄することで復活する粘着性と、かなりの耐久性のおかげで何度も使用できるのも良いところです。粘着力は強いとは言えませんが、滑りにくい素材でズレにくいのもポイントです。純粋にクッション材としてとても使用しやすい商品です。全体がシリコンでできており、吸水性や蒸散性はありません。あまり大きく貼ると蒸れの原因にもなるため局所での使用をお勧めします。また、意外と厚みがあるため脇からのエアリークに注意しましょう。

スミス・アンド・ネフュー（株）

アレビンライフ

販売 ●スミス・アンド・ネフュー（株）

資料提供／スミス・アンド・ネフュー（株）

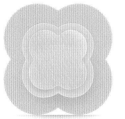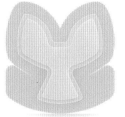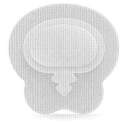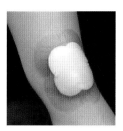

医療機器分類	雑品（衛生材料）
一般名称	なし
保険償還名称	なし
使用材料	外層：高水蒸気透過性ポリウレタン 創面：シリコーンゲル、ポリウレタンネット 中間：親水性フォーム
粘着性	全体
創部への使用	創面に直接触れることは不可
吸水性	能動的吸水

＼オススメPoint／

◯ クッション材が圧力を分散してくれます。

◯ 複数の素材を組み合わせた5層構造が水蒸気を分散しつつ保湿を行います。

◯ 表面のトップフィルムが摩擦を軽減します。

◯ シリコーンゲルが非常にソフトかつズレにくい粘着性を実現。

形状	正方形			ヒール用 踵部貼付に適した形	仙骨用小 仙骨部貼付に適した形	仙骨用大 仙骨部貼付に適した形
製品番号	66801068	66801069	66801070	66801304	66801306	66801307
サイズ	12.9×12.9 cm	15.4×15.4 cm	21×21 cm	25×25.2 cm	17.2×17.5 cm	21.6×23 cm
厚さ	約7 mm	約7 mm	約7 mm	約7 mm	約7 mm	約7 mm
入数	10枚／箱	10枚／箱	10枚／箱	5枚／箱	10枚／箱	10枚／箱
価格（税抜）	5,776円／箱	10,404円／箱	23,716円／箱	12,137円／箱	9,633円／箱	18,225円／箱

※厚さは実測値

CE石橋の勝手にレビュー
※ただし、個人の見解です。

　特筆すべきは複数の素材を重ねた5層構造で、クッション性と摩擦抵抗の軽減、過剰な水蒸気の蒸散と保湿、さらに優しい粘着力かつズレにくさを実現しています。バリエーションはたくさんありますが、マスク用には一番小さいサイズで十分です。湿潤した皮膚のマスクの当たりを和らげるなど、皮膚トラブルの対策の一つとして使用しましょう。

リバテープ製薬(株)

フォームクーヘン

販売 ●ニプロ(株)

資料提供／ニプロ(株)

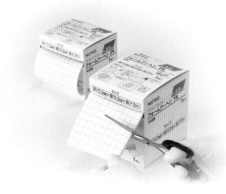

医療機器分類	雑品（衛生材料）
一般名称	クッションマテリアル
保険償還名称	なし
使用材料	ポリウレタンフィルム ポリウレタンフォーム
粘着性	フィルム部のみ
創部への使用	不可
吸水性	なし

◟オススメPoint◞

◯ かなりの低粘着設計で皮膚刺激が少なめです。

◯ 水蒸気透過性に優れた柔らかなウレタンフォームです。

形状	長方形(ロール状)	
規格	フォームクーヘン1号	フォームクーヘン2号
製品番号	21-173	21-174
サイズ	幅 10 cm×2 m	幅 10 cm×2 m
厚さ	5 mm	2.5 mm
入数	1巻／箱	1巻／箱
価格(税抜)	3,500円	3,300円

CE石橋の勝手にレビュー ※ただし、個人の見解です。

　　水蒸気を逃しやすいウレタンフォームが貼付面の水分を透過してくれるので、汗などのベタつきを軽減してくれます。厚さが2種類あり、もちろん厚い方がクッション性は高くなりますが薄い方が段差を作りにくいため、NPPVマスクの除圧目的であれば使いやすいです。隙間の大きさに合わせて使い分けましょう。粘着力も非常に優しく、皮膚の表皮剥離を起こしにくいのもポイントです。

Respironics, Inc.

NGチューブ用パッド

販売 ●(株)フィリップス・ジャパン　　　　　　　　　　　　資料提供／(株)フィリップス・ジャパン

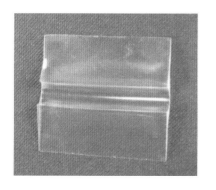

╲オススメPoint╱

◯ 何度でも洗って使えるシリコン製。

◯ 中央の溝にNGチューブを通すことで段差を小さくしリークを減少させてくれます。

医療機器分類	雑品 (衛生材料)
一般名称	NGチューブ用パッド
保険償還名称	なし
使用材料	シリコーン
粘着性	なし
創部への使用	不可⇒ 実際には規定なし
吸水性	なし

形状	長方形
製品番号	452040
サイズ	約40 mm×30 mm
厚さ	約7 mm
入数	10個／袋
価格(税抜)	1,400円

※サイズ・厚さは実測値

CE石橋の勝手にレビュー ※ただし、個人の見解です。

　NGチューブを挿入した症例にNPPVを使用することは珍しくありませんが、そのときに困るのがチューブの脇からのエアリークです。NGチューブパッドはテーパーがかかっており、その中央にチューブを通すことで段差を大幅に減少させてくれます。スキンケアにはなりませんが、エアリークを減少させることでマスクを強く圧迫する必要がなくなり、結果として褥瘡予防につながります。とても便利なので一度試してみましょう。

メンリッケヘルスケア(株)

メピレックス トランスファー

販売 ●メンリッケヘルスケア(株)　　　　　　　　　資料提供／メンリッケヘルスケア(株)

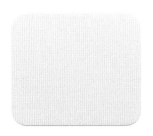
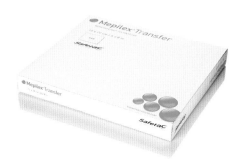

✁オススメPoint✁

◯ ソフトシリコンを用いたセーフタックテクノロジーはとても優しい粘着力を実現。

◯ 薄いポリウレタンフォームは段差をあまり作りません。

◯ 滲出液が多い場合は2次ドレッシングに移動させてコントロール可能。

医療機器分類	一般医療機器
一般名称	熱傷被覆・保護材
保険償還名称	なし
使用材料	ポリウレタン シリコーン
粘着性	あり
創部への使用	可
吸水性	受動的吸水

形状	長方形		
製品番号	294700	294800	294502
サイズ	10×12 cm	15×20 cm	20×50 cm
入数	5枚／箱	5枚／箱	4枚／箱
価格(税抜)	2,500円	6,000円	12,800円

CE石橋の勝手にレビュー ※ただし、個人の見解です。

　ソフトシリコンによる粘着力は優しく貼り付きながらもズレを防いでくれます。同様のセーフタックテクノロジーを採用した同社の製品の中でも、特にこのメピレックストランスファーは、粘着力は弱いながらも実際に貼ってみると皮膚に吸い付くような不思議な感覚でとても気持ちいいです。全面に粘着性があり、ハサミで適した形にカットして使えます。水蒸気もポリウレタンフォームが吸収し蒸散してくれるので蒸れにくくなっています。薄いながらもクッション性の高いポリウレタンフォームはカットしやすくとても使い勝手が良くなっています。

メンリッケヘルスケア（株）

メピレックス ボーダーフレックス

販売 ●メンリッケヘルスケア（株）　　　　　　　　　　　　　　　資料提供／メンリッケヘルスケア（株）

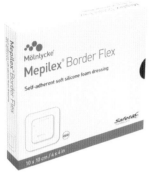 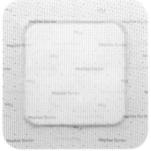 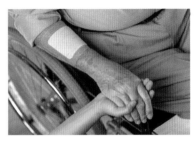

\\オススメPoint/

○ ソフトシリコンを用いたセーフタックテクノロジーはとても優しい粘着力を実現。

○ フレックステクノロジーによる高い伸長性で局面への固定も可能。

医療機器分類	高度管理医療機器
一般名称	二次治癒フォーム状創傷被覆・保護材
保険償還名称	皮膚欠損用創傷被覆材　皮下組織に至る創傷用　標準型
使用材料	ポリウレタン ポリエステル シリコン　他
粘着性	あり
創部への使用	可
吸水性	受動的吸水

形状	正方形				長方形
製品番号	595200	595300	595000	595400	595600
サイズ	7.5 cm×7.5 cm	10 cm×10 cm	12.5 cm×12.5 cm	15 cm×15 cm	15 cm×20 cm
入数	5枚／箱	5枚／箱	5枚／箱	5枚／箱	5枚／箱
価格（税抜）	1,015円	2,115円	3,615円	6,050円	8,800円

CE石橋の勝手にレビュー
※ただし、個人の見解です。

　ソフトシリコンによる粘着力は優しく貼り付きながらもズレを防いでくれます。また、防水性とバリア機能をもった背面フィルターが外部からの汚染を防いでくれます。
　5層構造になっていますが、Y字カットの入ったフレックステクノロジーが伸長性を高めてくれるので曲面でも剥がれにくく、とても使いやすくなっています。滲出液を吸収しつつもクッション性を維持してくれます。

クッション材

ResMed

マスク用鼻パッド

販売 ●帝人ファーマ（株）　●フクダライフテック（株）　　　　資料提供／レスメド（株）

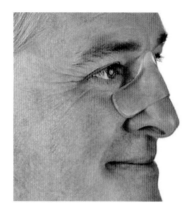
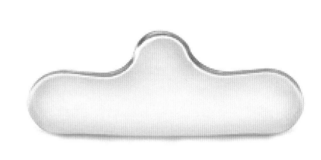

✨オススメPoint✨

○ マスク専用のクッション材で、形状もマスクフィッティングに最適化されています。

○ 伸縮性に富んだ親水性ポリマー製クッションが圧力を分散してくれます。

○ ぬるま湯と中性洗剤で洗浄可能で、繰り返し使えます。

医療機器分類	雑品（衛生材料）
一般名称	インターフェイス専用保護材
保険償還名称	なし
使用材料	疎水性ポリマー
粘着性	全体
創部への使用	不可
吸水性	なし

CE石橋の勝手にレビュー ※ただし、個人の見解です。

　　　NPPVマスクでは大手のレスメド社がNPPVマスクフィッティングのために作った専用品です。

　　　親水性ポリマーでできたクッションは伸縮性が高く、凹凸の大きい鼻梁部にも貼りやすくなっています。また、洗浄可能で同一患者であれば繰り返し使用できるのもポイントです。

　　　サイズはSとLの2種類から選べるので顔の形状に合わせて選択しましょう。

アルケア（株）

マルチフィックス ロール

販売 ● アルケア（株）

資料提供／アルケア（株）

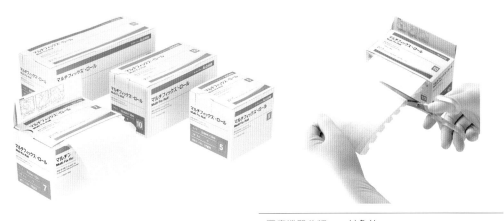

医療機器分類	対象外
一般名称	透湿・防水性フィルムロール
保険償還名称	なし
使用材料	支持フィルム：ポリエチレンフィルム 粘着絆：ポリウレタンフィルム、アクリル系粘着剤
粘着性	全体
創部への使用	不可
吸水性	なし

＼オススメPoint／

◯ 水蒸気透過性が非常に高いです。

◯ 薄いフィルムで伸長性に飛んでいます。

形状	ロールタイプ			
規格	5号	7号	10号	15号
製品番号	17821	17822	17823	17824
サイズ	5.0 cm×10 m	7.5 cm×10 m	10.0 cm×10 m	16.0 cm×10 m
厚さ	15 μm	15 μm	15 μm	15 μm
入数	1巻／函	1巻／函	1巻／函	1巻／函
価格（税抜）	2,000円	2,800円	3,600円	4,800円

CE石橋の勝手にレビュー

※ただし、個人の見解です。

　　フィルムを薄くすることで同社従来品より9倍も伸長性がアップしたフィルム材です。薄いフィルムは密着度が上昇し、皮膚にしっかりと追従してくれます。また、水蒸気透過性が従来品の2倍近くまで向上しているので不感蒸泄による蒸れを予防してくれます。粘着力は比較的強く、シール法（→p.156）にも使用可能です。

スミス・アンド・ネフュー（株）

オプサイト ジェントルロール

販売 ●スミス・アンド・ネフュー（株）

資料提供／スミス・アンド・ネフュー（株）

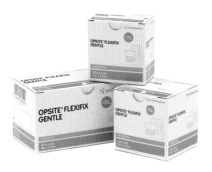 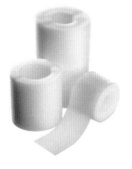 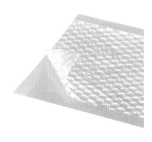

✨オススメPoint✨

○ シリコーン粘着剤で剝離刺激を最小限に
してくれます。

○ 表面が低摩擦加工されており摩擦による
皮膚への負担を軽減します。

医療機器分類	雑品（衛生材料）
一般名称	なし
保険償還名称	なし
使用材料	ポリウレタンフィルム その他（シリコーン粘着剤）
粘着性	全体
創部への使用	創面に直接触れることは不可
吸水性	なし

形状	ロール		
製品番号	66801195	66801196	66801197
サイズ	幅 2.5 cm×5 m	幅 5 cm×5 m	幅 10 cm×5 m
厚さ	30 μm	30 μm	30 μm
入数	1巻／箱	1巻／箱	1巻／箱
価格（税抜）	1,700円／箱	3,300円／箱	3,900円／箱

CE石橋の勝手にレビュー
※ただし、個人の見解です。

　非常に優しいシリコーン粘着剤を使用しているので剝がすときも痛みを感じません。
皮膚に優しいですが、離型紙（テープが付いている紙）から剝がすと粘着剤の一部が
残ることがあるので注意しましょう。ちなみに粘着力はソフトなので、シール法
（→p.156）に用いるのは難しそうです。マスクフィッティングで用いるのであれば、摩
擦低減目的として使用するとよいでしょう。

スミス・アンド・ネフュー（株）

オプサイト フレキシフィックス

販売 ●スミス・アンド・ネフュー（株）

資料提供／スミス・アンド・ネフュー（株）

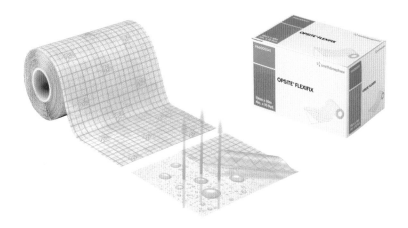

＼オススメPoint／

◯ 水蒸気透過性なので蒸れを抑えてくれます。

◯ 伸縮性が高く可動部でも剥がれにくいです。

◯ 表面が低摩擦加工されており摩擦による皮膚への負担を軽減します。

医療機器分類	雑品（衛生材料）
一般名称	なし
保険償還名称	なし
使用材料	ポリウレタンフィルム その他（アクリル粘着剤）
粘着性	全体
創部への使用	創面に直接触れることは不可
吸水性	なし

形状	ロール		
製品番号	66000040	66000041	66000375
サイズ	5 cm×10 m	10 cm×10 m	15 cm×10 m
厚さ	30 µm	30 µm	30 µm
入数	1巻／箱	1巻／箱	1巻／箱
価格（税抜）	3,060円	5,310円	7,140円

CE石橋の勝手にレビュー ※ただし、個人の見解です。

　　水蒸気透過性が高く摩擦係数の低いフィルム材です。伸縮性が高く、摩擦による皮膚損傷を防ぐ目的でも使用可能です。高い粘着力で剥がれにくいですが、貼り直す場合は剥離による皮膚損傷に注意が必要です。水蒸気の透過性や摩擦係数の低さ、粘着力の高さから、シール法（→p.156）には非常に使いやすいタイプといえます。

スリーエム ジャパン（株）

3M テガダーム スムース フィルムロール

販 売 ●スリーエム ジャパン（株）

資料提供／スリーエム ジャパン（株）

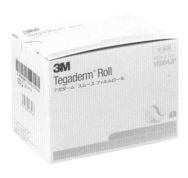
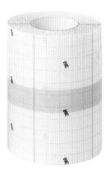

\オススメPoint/

◯ 水蒸気透過性があるので蒸れを抑えてくれ
ます。

◯ 伸縮性が高く可動部でも剥がれにくいです。

◯ 表面が低摩擦加工されており摩擦による
皮膚への負担を軽減します。

※未滅菌

医療機器分類	非該当（雑品）
一般名称	なし
保険償還名称	なし
使用材料	ポリウレタンフィルム
粘着性	全体
創部への使用	不可（創傷の二次ドレッシングとしては使用可）
吸水性	なし

形状	長方形(ロール状)					
製品番号	16002JP	16004JP	16006JP	16002JPS	16004JPS	16006JPS
サイズ (フィルム幅cm×全長m)	5 cm×12 m	10 cm×12 m	15 cm×12 m	5 cm×5 m	10 cm×5 m	15 cm×5 m
入数	1ロール／箱	1ロール／箱	1ロール／箱	1ロール／箱	1ロール／箱	1ロール／箱
価格（税抜）	2,700円	4,900円	6,700円	1,800円	2,800円	3,600円

CE石橋の勝手にレビュー
※ただし、個人の見解です。

　　水蒸気透過性のある摩擦係数の低いフィルム材です。皮膚に貼っても水蒸気を蒸散してくれるので蒸れにくくなっています。また、表面の摩擦低減効果は褥瘡対策としても使用できます。水蒸気の透過性や摩擦係数の低さ、粘着力の高さから、シール法（→p.156）には非常に使いやすいタイプといえます。

リバテープ製薬(株)

サージット10 ロールタイプ

販売 ●ニプロ(株)

資料提供／ニプロ(株)

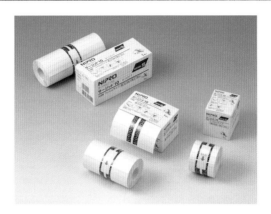

＼オススメPoint／

◯ 極薄のフィルム材です。

◯ 水蒸気透過性なので蒸れを抑えてくれます。

◯ 密着性を高めることで粘着度を下げることが可能になりました。

◯ 薄いフィルムで非常に伸長性に富んでいます。

医療機器分類	雑品（衛生材料）
一般名称	サージカルフィルム
保険償還名称	なし
使用材料	ポリウレタンフィルム
粘着性	フィルム部のみ
創部への使用	不可
吸水性	なし

形状	長方形(ロール状)		
規格	サージット10 ロールタイプ NSD 10R-5	サージット10 ロールタイプ NSD 10R-10	サージット10 ロールタイプ NSD 10R-15
製品番号	21-018	21-019	21-020
サイズ	幅50 mm×10 m	幅100 mm×10 m	幅150 mm×10 m
厚さ	10 μm	10 μm	10 μm
入数	1巻／箱	1巻／箱	1巻／箱
価格(税抜)	3,200円	6,000円	7,800円

CE石橋の勝手にレビュー
※ただし、個人の見解です。

　同社の従来品に比べて3分の1の薄さになったフィルム材です。粘着力がありピッタリと貼り付きますが、剥がすときは抵抗をほとんど感じません。表面の肌触りもとても優しくすべすべしています。マスクやヘッドギアの摩擦抵抗低減には非常に効果的ですが、良くも悪くも剥がれやすいため、シール法（→p.156）にはあまり向きません。

明星産商(株)

リモイス コート

販売 ●アルケア(株)

資料提供／アルケア(株)

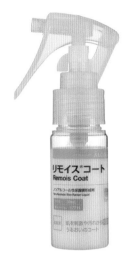

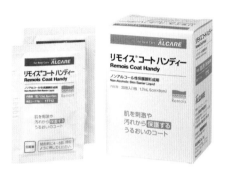

⧵オススメPoint⧸

◯ ノンアルコール性の皮膚皮膜剤。

◯ 速乾性で塗布後も上からテープ類の貼付も可能。

一般名称	ノンアルコール性保護膜形成剤
主成分	ジシロキサン コポリマー ミリスチン酸イソプロピル ジメチコン クロスポリマー 香料

種類	スプレー	ハンディ(シートタイプ)
サイズ	—	60×90 mm
製品番号	17711	17712
内容量	30 mL	1.7 mL
入数	1本	20枚／箱
価格(税抜)	1,600円	2,400円／箱

CE石橋の勝手にレビュー

※ただし、個人の見解です。

　　皮膚に微粒子の膜を形成することで水蒸気は通過しますが、撥水性を持った保護層を形成してくれます。速乾性で使用後にテープ類を貼付できるので、クッション材やフィルム材の下地に塗布して皮膚トラブルを予防しましょう。

スミス・アンド・ネフュー（株）

セキューラ ノンアルコール 被膜

販 売 ●スミス・アンド・ネフュー（株）

資料提供／スミス・アンド・ネフュー（株）

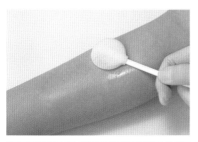

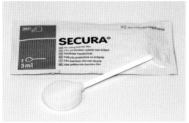
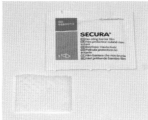
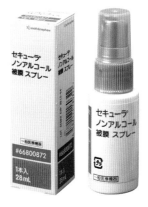

⟍オススメPoint⟋

🗨 ノンアルコールタイプの皮膚皮膜剤です。

🗨 使いやすいスティックタイプもあります。

一般名称	液体包帯（一般医療機器）
主成分	アクリレートコポリマー

種類	スティック		ナプキン	スプレー
サイズ	直径：約3.2 cm 厚み：約5 mm スティック部分を含めた 全長：約10 cm	直径：約3.2 cm 厚み：約5 mm スティック部分を含めた 全長：約10 cm	不織布のサイズ： 約7 cm×約3 cm （2つ折りにして個包装）	スプレー容器（ボトル） サイズ： 高さ 約10.3 cm 直径 約3 cm
製品番号	66800787	66800711	66800712	66800872
内容量	3 mL／本	3 mL／本	1 mL／枚	28 mL／本
入数	5本／箱	50本／箱	50枚／箱	1本／箱
価格（税抜）	1,450円／箱	9,500円／箱	5,500円／箱	1,800円／箱

※サイズは実測値

CE石橋の勝手にレビュー　※ただし、個人の見解です。

　　撥水性の皮膜を形成してテープ剝離の刺激から皮膚を保護してくれます。ナプキン（ワイプ）タイプのほかにスティックタイプがあります。特にスティックタイプは塗布する範囲を限定しやすいため、粘膜への薬液付着を防ぐことができます。

皮膚皮膜剤

スリーエム ジャパン（株）

3M キャビロン 非アルコール性皮膜

販売 ●スリーエム ジャパン（株）

資料提供／スリーエム ジャパン（株）

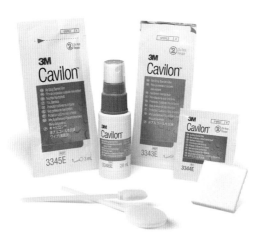

∖∥オススメPoint∥∕

◯ 非アルコール性のためしみにくく、粘着剤な
　どから皮膚を保護する皮膜を形成します。

◯ 使いやすいスティックタイプもあります。

一般名称	一般医療機器　液体包帯
主成分	皮膜成分：アクリル系共重合体、ポリフェニルメチルシロキサン 溶剤成分：ヘキサメチルジシロキサン、イソオクタン

種類	1 mL／スティックタイプ（滅菌済）	3 mL／スティックタイプ（滅菌済）	1 mL／ナプキンタイプ（滅菌済）	28 mL／スプレータイプ（未滅菌）
サイズ	135×140 mm	195×145 mm	185×120 mm	185×30 mm
製品番号	3343E	3345E	3344E	3346E
内容量	1 mL／袋	3 mL／袋	1 mL／袋	28 mL
入数	25本／箱	25本／箱	5枚／袋	1本／箱
価格（税抜）	3,500円	5,000円	800円	2,000円

CE石橋の勝手にレビュー　　※ただし、個人の見解です。

　　撥水性の皮膜を形成してテープ剥離による刺激から皮膚を保護してくれます。ナプキン（ワイプ）タイプのほかにスティックタイプがあります。特にスティックタイプは塗布する範囲を限定しやすいため、粘膜への薬液付着を防ぐことができます。スティックタイプもサイズが大小あるので使いやすい方を選択しましょう。

アルケア(株)

スムーズリムーバー

販売 ●アルケア(株)　　　　　　　　　　　　　　　　　　　資料提供／アルケア(株)

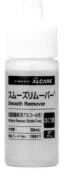
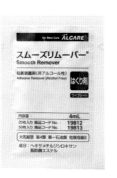
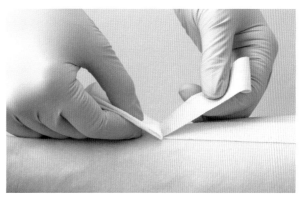

＼オススメPoint／

◯シリコーン系剝離液でテープの再固定を妨げません。

◯一袋にしっかりと剝離液が含浸されています。

一般名称	粘着剝離剤(非アルコール性)
主成分	ヘキサメチルジシロキサン・脂肪酸エステル

種類	滴下ボトル	ワイプシート(20枚入り)	ワイプシート(50枚入り)
サイズ	―	52×32 mm 広げた状態100×90 mm	52×32 mm 広げた状態100×90 mm
製品番号	19811	19812	19813
内容量	30 mL	4 mL	4 mL
入数	1本	20枚／箱	50枚／箱
価格(税抜)	1,100円	1,500円	3,750円

※サイズは実測値

CE石橋の勝手にレビュー　※ただし、個人の見解です。

　一袋にたくさん剝離液が入っているため一枚でしっかり使えます。また、比較的香りの強いリムーバーが多い中、本商品はアロエのようなむしろ良い香りがします。NPPVマスクケアの場合はどうしても顔周りでの使用となるため、香りはとても重要です。

CHAPTER. 1
CHAPTER. 2
CHAPTER. 3
CHAPTER. 4
CHAPTER. 5
CHAPTER. 6
CHAPTER. 7
CHAPTER. 8
CHAPTER. 9

スミス・アンド・ネフュー（株）

リムーブ

| 販売 | ●スミス・アンド・ネフュー（株） | 資料提供／スミス・アンド・ネフュー（株） |

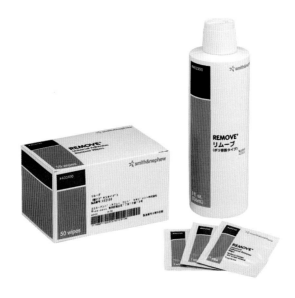

◝オススメPoint◞

◯ アロエ抽出液で優しく剥がします。

◯ テープなどの粘着剤のほか、ハイドロコロ
イド材も剥がしやすくなります。

一般名称	なし
主成分	ジプロピレングリコールメチルエーテル

種類	ナプキン	ポリ容器（液体）
サイズ	不織布のサイズ：約6 cm×約6.5 cm （4つ折りにして個包装）	高さ：約16.8 cm ボトル直径：約5 cm
製品番号	403100	403300
内容量	―	236 mL
入数	50枚／箱	1本／箱
価格（税抜）	2,250円／箱	3,570円／箱

※サイズは実測値

CE石橋の勝手にレビュー　※ただし、個人の見解です。

アロエ抽出液を配合した皮膚に優しいリムーバーです。香りは強くなく、やや気になる程度です。

スリーエム ジャパン（株）

3M キャビロン 皮膚用リムーバー

販売 ●スリーエム ジャパン（株）　　　　　　　　　　　　　　　資料提供／スリーエム ジャパン（株）

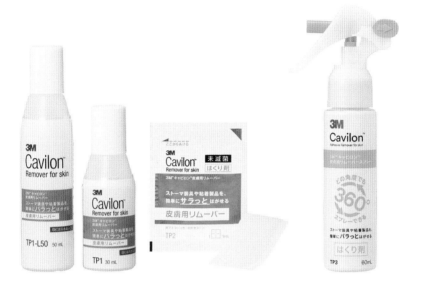

＼！オススメPoint！／

◯ シリコーン系剥離液でテープの再固定を妨げません。

◯ 使用後のベタつきが少ないです。

一般名称	皮膚用リムーバー
主成分	ヘキサメチルジシロキサン、ソルビタンモノオレエート、トリカプリリン

種類	滴下ボトル／30 mL	滴下ボトル／50 mL	ワイプ／3 mL	ノンガススプレー／60 mL
サイズ	103×36 mm	129×36 mm	70×90 mm	164×53 mm
製品番号	TP1	TP1-L50	TP2	TP3
内容量	30 mL	50 mL	3 mL／袋	60 mL
入数	1本／箱	1本／箱	30袋／箱	1本／箱
価格（税抜）	1,300円	1,650円	2,350円	2,160円

CE石橋の勝手にレビュー　※ただし、個人の見解です。

　非アルコール性の剥離剤のため低刺激ですが、香りがやや気になります。使用後は速やかに皮膚を洗浄して拭き上げるとよいでしょう。

Mepilex® Border Flex
メピレックス® ボーダー フレックス

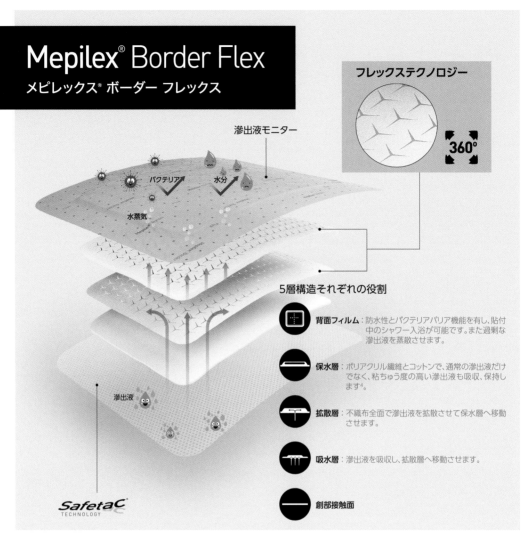

フレックステクノロジー

360°

滲出液モニター

バクテリア　水分

水蒸気

滲出液

Safetac®
TECHNOLOGY

5層構造それぞれの役割

背面フィルム：防水性とバクテリアバリア機能を有し、貼付中のシャワー入浴が可能です。また過剰な滲出液を蒸散させます。

保水層：ポリアクリル繊維とコットンで、通常の滲出液だけでなく、粘ちゅう度の高い滲出液も吸収、保持します[4]。

拡散層：不織布全面で滲出液を拡散させて保水層へ移動させます。

吸水層：滲出液を吸収し、拡散層へ移動させます。

創部接触面

ドレッシング材の交換による痛みや組織損傷など、患者さまの負担を軽減するために開発された
「メピレックス® ボーダー」の柔軟性が向上しました[1-3]。5層構造による高い吸収力と安心の保水力、
セーフタック®テクノロジーによる皮膚へのやさしさはそのままに、
しっかり貼付でき患者さまに快適な使用感を提供します。

販売名：メピレックス ボーダー フレックス
高度管理医療機器
二次治癒フォーム状創傷被覆・保護材
承認番号：23000BZX00389000

参考文献
1. Alten. Finite Element Modelling simulation Report no. PD-530246. Data on file.
2. Pro Derm study report 16.0180-23 Assessment of Wearing Properties of Wound Dressings on the Knees. Data on file
3. Pro Derm study report 16.0180-23 Assessment of Wearing Properties of Wound Dressings on the Elbows. Data on file
4. White R., A multinational survey of the assessment of pain when removing dressings. Wounds UK, 2008, 4(1): 14-22

製造販売業者
メンリッケヘルスケア株式会社
〒160-0023 東京都新宿区西新宿6-20-7
コンシェリア西新宿タワーズ ウェスト
TEL：03-6914-5004

製品に関するお問い合わせ
メンリッケヘルスケア株式会社
ウンドケア事業部
TEL：03-6279-0991

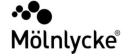

Safetac®
TECHNOLOGY

Mölnlycke®

Safetac®、Mepilex®、セーフタック®、メピレックス®はMölnlycke Health Careの登録商標です。

MHCJPWC-201902-03

索引

●著者紹介

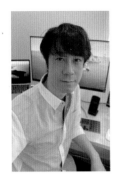

石橋 一馬 （いしばし かずま）

地方独立行政法人神戸市民病院機構 神戸市立医療センター中央市民病院
臨床工学技術部 呼吸治療専門臨床工学技士

免許・取得資格
臨床工学技士／看護師／3学会合同呼吸療法認定士／認定集中治療関連臨床工学技士／
透析技術認定士／第2種ME技術者

所属学会
日本臨床工学技士会／京都府臨床工学技士会／日本集中治療医学会／日本呼吸療法医学会

研究会などの活動
呼吸ケア研究会（WARC：Workshop on Advanced Respiratory Care）代表世話人
RST-JAPAN 副代表
ハイフローセラピー勉強会 世話人
メディカ出版「みんなの呼吸器 Respica」編集協力委員

呼吸療法業務の向上を目標にセミナー講師や呼吸ケア研究会、RST-JAPAN などの活動などを
行いながら、休日には趣味の燻製やジャム作りをしています。

●読者の皆様へ

この度は本増刊をご購読いただき、誠にありがとうございました。Respica編集室では、今後も皆様のお役に立つ増刊の刊行
を目指してまいります。つきましては、本書に関する感想・ご提案等がございましたら当編集室までお寄せくださいますよ
うお願い申し上げます。

みんなの呼吸器 Respica 2021 年夏季増刊 （通巻 235 号）

選び方＆フィッティング＆スキンケアまで全部サポート
NPPV マスクまるわかりガイド 2021 完全保存版

2021 年 6 月 10 日発行
定価（本体 3,200 円＋税）
ISBN978-4-8404-7429-0

乱丁・落丁がありましたら、お取り替えいたします。
無断転載を禁ず。
Printed and bound in Japan

■監修・執筆 石橋一馬（いしばしかずま）
■発 行 人 長谷川 翔
■編 集 担 当 末重美貴 鈴木陽子 加藤万里絵
■装 幀 株式会社創基 市川 竜
■イ ラ ス ト 松山朋未 ニガキ恵子
■発 行 所 株式会社メディカ出版
〒 532-8588 大阪市淀川区宮原 3-4-30 ニッセイ新大阪ビル 16F
【編 集】 TEL 06-6398-5048
【お客様センター】 TEL 0120-276-591
【広告窓口／総広告代理店】 株式会社メディカ・アド
TEL 03-5776-1853
【E-mail】 respcare@medica.co.jp
【URL】 https://www.medica.co.jp
■印刷製本 三報社印刷株式会社